ARMIN J. HUSEMANN

# DIE BLUTBEWEGUNG UND DAS HERZ

ARMIN J. HUSEMANN

Studien zur Physiologie des Menschen

Herausgegeben von der Eugen-Kolisko-Akademie, Filderstadt

**Form, Leben und Bewusstsein**
Einführung in die Menschenkunde der Anthroposophischen Medizin
(2015)

**Die Blutbewegung und das Herz**
(2019)

**Der hörende Mensch
und die Wirklichkeit der Musik**
(2010)
(vergriffen, Neuauflage in Vorbereitung)

**Vom Licht in die Schwere**
Eine Physiologie der kindlichen Entwicklung
(in Vorbereitung)

Armin J. Husemann

# Die Blutbewegung und das Herz

Verlag Freies Geistesleben

Herausgeber:
Eugen-Kolisko-Akademie
Haberschlaiheide 1
70794 Filderstadt
www.kolisko-akademie.de

1. Auflage 2019

**Verlag Freies Geistesleben**
Landhausstraße 82, 70190 Stuttgart
www.geistesleben.com

ISBN 978-3-7725-1703-7



Lektorat: Regine Perrey
Einbandfoto: Granger Historical Picture Archive / Alamy Stock Photo
Druck: DZA Druckerei zu Altenburg GmbH
Printed in Germany

*Gewidmet*
*den Pionieren der Herzforschung*
*in der Anthroposophischen Medizin:*
*Hermann Lauboeck*
*und*
*Branko Furst*

# Inhalt

# Vorwort

«Lebendig werdende Wissenschaft, lebendig werdende Kunst, lebendig werdende Religion!» – Diesem dreifachen Aufruf, mit dem vor 100 Jahren durch die Gründung der Waldorfschulen eine neue Kultur begann, will der Verfasser mit diesem Buch folgen. Welcher Gegenstand würde entschiedener nach einer lebendig werdenden Wissenschaft verlangen als das Herz? So liegt diesem Buch das Bestreben zu Grunde, das Herz als ein Organ des ganzen Menschen zu begreifen. Es wendet sich vor allem an Medizinstudenten, Ärzte und Oberstufenlehrer in der Biologie; der Verfasser hat sich aber um eine allgemein verständliche Darstellung bemüht.

Im ersten Kapitel verschaffen uns die Entwicklungsvorgänge von Blutkreislauf und Herz im Tierreich und in der Embryonalentwicklung des Menschen die Übersicht, die nötig ist, um in Kapitel zwei die Blutbewegung als solche zu erfassen. Anhand der dargestellten physiologischen Phänomene wird die Vorstellung vom Herzen als «Pumpe» hinterfragt und schließlich als ein «Fremdkörper» von den Tatsachen des organischen Lebens aufgelöst. Dies steht im Einklang mit führenden Kreislaufforschern der Gegenwart, die Rudolf Steiners Darstellungen der Herztätigkeit bestätigen.

Das dritte Kapitel wagt den Übergang aus den Bewegungen des Blutes in das, was «mich bewegt», in das Erwachen des Lebens zum Bewusstsein im Fühlen und Wollen. Um die Emergenz des seelischen Lebens aus dem leiblichen Leben konkret erfahrbar zu machen, wird, Rudolf Steiners Anregungen folgend, die Musik herangezogen. Sie ist hier eine «experimentelle Versuchsanordnung» für die Beobachtung der Zeit von innen.*

* Damit schließt dieses Kapitel an die Bücher des Verfassers «Der hörende Mensch und die Wirklichkeit der Musik» und «Der musikalische Bau des Menschen» an. Neuauflagen sind in Vorbereitung.

Kapitel vier macht den Schritt aus der Dynamik des Denkens, Fühlens und Wollens zur Verantwortung des Ich und damit in die geistige Wirklichkeit des Menschen. Das Herz als Organ des Gewissens und der Karma-Bildung für folgende Erdenleben wird erfassbar durch Anthroposophie als Geisteswissenschaft des menschlichen Organismus.

Kapitel fünf betrachtet das Rätsel, dass die *Aufrichtung* des Menschen die venöse Füllung des Herzens bedrohlich reduziert – «ohnmächtig werden» kann nur der Mensch. Dass sein Herz als Gleichgewichtsorgan im Blut die Aufrichtung meistert – spiegelt sich das im Ich-Bewusstsein als «Aufrichtigkeit»?

Kapitel sechs zeigt erstmals, wie die Artikulation der *Sprache* in die Rückströmung des Blutes zum Herzen modulierend eingreift. Diese Neuentdeckung für die Physiologie verlangt dringend nach einer Studie an einer größeren Anzahl von Probanden.

In Kapitel sieben spiegeln sich Herz und Atmung in einem der großen Kunstwerke Europas, in der Medici-Kapelle Michelangelos zu Florenz. Lebendige Wissenschaft findet sich wieder als Offenbarung der Kunst und wird offen für Wesensbegegnung im Kultus der Grab-Kapelle.

In Kapitel acht kehren wir zur Tierwelt zurück. Aus der vergleichenden Morphologie wird das Herz als Urphänomen des Lebens fassbar. Sein Rhythmus zwischen «Synthese» im Innern und «Analyse» in der Peripherie erwachte erstmals im organischen Denken Goethes.

Aus diesen inhaltlichen Andeutungen ahnt der Leser, welche Schwierigkeiten zu überwinden sind, um heutige Naturwissenschaft in eine *Menschenwissenschaft* umzuschmelzen. Die Phänomene der Gegenwart sagen uns aber heute von allen Seiten: Wenn wir die Schritte aus den Teilen ins Ganze nicht wagen, kommt uns Wissenschaft als Kulturgut, das heißt: als Trägerin der Verantwortung für das Leben in der Natur und im sozialen Zusammenleben, abhanden.

*Danksagungen*

Nun seien die Menschen genannt, ohne deren Vor-und Mitarbeit dieses Buch nicht entstanden wäre. Schon als Student der Medizin hat mich mein Vater Gisbert Husemann (1907–1997) auf Rudolf Steiners Herzlehre hingewiesen. Eugen Koliskos Aufsatz «Nicht das Herz treibt das Blut sondern das Blut das Herz» (1922) wurde dann zur Grundlage des vorliegenden Buches. Hermann Lauboeck war der erste, der im Rahmen seiner eigenen Forschungsarbeiten die Ergebnisse von Arthur Guyton in der anthroposophischen Medizin zur Sprache brachte. Von diesem 1989 erschienen Aufsatz her datiert der Beginn meiner eigenen Forschungen. Paolo Bavastro und Hans Christoph Kümmell fassten in ihrem Sammelband «Das Herz des Menschen» (1999) Wesentliches zusammen und brachten neue Gesichtspunkte. Dann erschien 2014 im Springer-Verlag das Buch von Branko Furst: «Heart and Circulation». Als Anästhesist ein «Hüter des Herzens» in zahllosen Operationen, hat er eine Fülle von Ergebnissen aus der naturwissenschaftlichen Forschung gesichtet und zusammengefasst, die Rudolf Steiners Herzlehre von der Eigendynamik der Blutbewegung und seinem Widerspruch gegen die Pumpentheorie bestätigen. Damit verhalf er der anthroposophischen Medizin auf dem Gebiet der Herzforschung zum Durchbruch in der heutigen Kreislauf-Forschung, in der sein Buch inzwischen diskutiert wird.

Besonders habe ich dem Sprachforscher und Sprachgestalter Dr. phil. Serge Maintier zu danken, der die Laute sprach, deren Wirkung auf die venöse Blutbewegung gleichzeitig mit dem Ultraschall-Dopplergerät dokumentiert wurden. (Kap. 6) Auch Dr. med. Matthias Weidemann, damals als Oberarzt in der Inneren Abteilung der Filderklinik tätig, sei herzlich für die Mitarbeit bei diesem Projekt gedankt.

Den Kursteilnehmern in der Eugen Kolisko Akademie, die mich durch ihr Interesse, ihre Rückfragen und ihre Ideen angeregt haben, danke ich herzlich. Besonders erwähnt sei zum einen Arnoud Templeton. Er entdeckte in einer meiner Kurs-Darstellungen, dass sich in der Blutbewegung im Gefäßsystem die Evolution des Blutkreislaufs spiegelt. Später veranstaltete einer unserer Absolventen, der Kardiologe Christoph Rubens, im Gemeinschaftskrankenhaus Havelhöhe in Berlin 2004 das Symposion «Ist das Herz eine Pumpe?» Daraus ist eine bis heute tätige Forschungsgruppe hervorgegangen. Philipp Busche veranstaltete 2013 innerhalb der Medizinischen Sektion des Goetheanum die internationale Jungmediziner-Tagung «Die Erkraftung des Herzens», auf der ich wesentliche Teile dieses Buches in den Morgenvorträgen darstellen durfte.

Teile des Manuskriptes lasen Paolo Bavastro, Isabell Riedemann, Christoph Rubens, David Auerbach und Peter Heusser, Frimut Husemann und Serge Maintier. Für ihre Anmerkungen danke ich herzlich. Das ganze Manuskript wurde kritisch gelesen und kommentiert von Friedwart Husemann, dem dafür auch hier herzlich gedankt sei. Ein besonders herzlicher Dank gilt meiner Frau, Emmi Husemann. Mein Glück, mit einer anthroposophischen Ärztin verheiratet zu sein, enthält ihre unermüdliche Unterstützung, um dieses Projekt mit dem Leben der Familie zu harmonisieren. Ihre genaue, kritische Durcharbeitung des ganzen Manuskriptes legte Wert auf Transparenz der Darstellung und auf Folgerichtigkeit im Denken. Für ihre unschätzbare Hilfe sei ihr auch an dieser Stelle herzlich gedankt.

Für Fehler, wie sie bei einem solchen Unternehmen nicht ausbleiben können, bin ich allein verantwortlich und bitte um Mitteilung an info@kolisko-akademie.de. Wo sprachlich das männliche oder das weibliche Geschlecht verwendet wird, sind allgemein Menschen gemeint ohne Bezug auf das biologische Geschlecht.

Für die Hilfe bei der Reinschrift sei Iris Haaga-Stark und Petra Drammeh herzlich gedankt.

Bettina Kammerer danke ich für die Zeichnungen.

Jean Claude Lin vom Verlag Freies Geistesleben danke ich für sein Interesse an dieser Arbeit.

Frau Regine Perrey sei für ihr sorgfältiges Lektorat herzlich gedankt.

Herrn Thomas Neuerer danke ich herzlich für seine große Geduld, Fähigkeit und Sorgfalt bei der Herstellung des Buches.

Dass das Buch zustande kam, verdankt der Autor der finanziellen Unterstützung durch die folgenden Mitglieder des *Trägervereins der Eugen-Kolisko-Akademie:* Gesellschaft Anthroposophischer Ärzte in Deutschland (GAÄD), Verein Filderklinik, Förderverein der Eugen-Kolisko-Akademie e.V., Gemeinschaftskrankenhaus Havelhöhe Berlin, Gemeinschaftskrankenhaus Herdecke, Klinik Öschelbronn, Paracelsus-Krankenhaus Unterlengenhardt, Friedrich-Husemann-Fachklinik für Psychiatrie in Buchenbach bei Freiburg im Breisgau, Kollegiale Instanz für Komplementärmedizin an der Universität Bern, Ausbildungsinitiative Anthroposophische Medizin e.V. Filderstadt. Ihnen allen sei herzlich gedankt.

Ein besonderer Dank geht an folgende Stiftungen: Christophorus Stiftung, Damus | Donata e.V. Stiftung, Dr. Hauschka Stiftung, Stiftung Helixor, Mahle-Stiftung GmbH und Software AG Stiftung.

Dieser soziale Umkreis, der die Eugen Kolisko- Akademie mit ihrem Kollegium aus Wissenschaftlern und Künstlern trägt, fördert den Impuls der Anthroposophie: dass jeder Einzelne aus der Vereinigung einer «lebendig werdenden Wissenschaft» mit einer «lebendig werdenden Kunst» für sich tragende Ideale der Menschlichkeit hervorbringt: lebendig werdendes Christentum. Diesen Weg zum Arzt beleuchtet als Leitstern der Satz, mit dem wir die zwölf Wochen unseres Kurses beginnen und der auch dieses Buch über das Herz eröffnen soll: «Wieviel von dem, was wirklich ist, sich einem Wesen offenbart, das hängt von dessen Empfänglichkeit ab.» (1)

Ostfildern, im September 2019 Armin J. Husemann

# 1. Die Blutbewegungen, ihre Gefäße und das Herz

## Zur Entwicklungsgeschichte des Blutkreislaufs

Wie und wodurch bewegt sich das Blut? Mit dieser Frage betrachten wir zunächst Phänomene der Zirkulation in der Entwicklungsgeschichte der Tiere und dann in der Embryonalentwicklung des Menschen.

### *Die gefäßlose Zirkulation*

Die allermeisten wirbellosen Tiere leben ohne Blutgefäße und ohne Herz. Ihre Organe «baden» im Gewebewasser, der sog. Hämolymphe. Deren primäre Bewegung resultiert aus denselben Kräften und Gesetzmäßigkeiten wie die Mikrozirkulation im Gewebewasser außerhalb der Blutgefäße beim Menschen (s. Kapitel 2). Abb. 1 zeigt z.B. den Bauplan eines Leberegels (1).

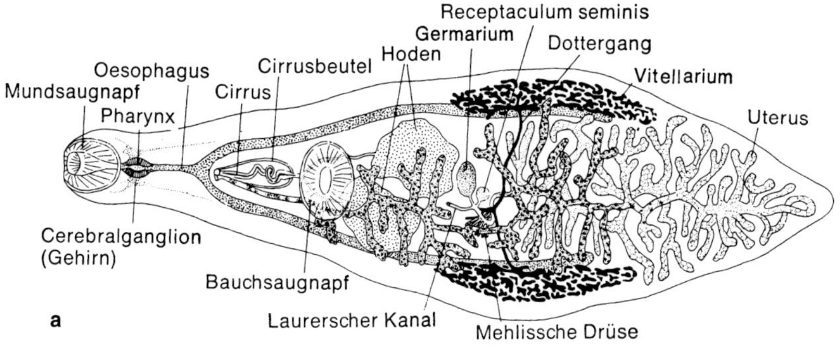


Abb. 1: Kleiner Leberegel (*Dicocoelium dendriticum*)

Dass Tiere ohne Blutgefäße und Herz auch sehr groß werden können, demonstriert uns der in der Plazenta des Pottwals als Parasit lebende Wurm *Placentonema gigantissima*. Er erreicht 8 m Länge und ist 2–3 cm dick. Erstaunlicherweise steht das Innere mancher Würmer dabei unter sehr hohem Druck. Beim Spulwurm erreicht der Binnendruck 200 mmHg (2)! Bei Verletzungen spritzt daher die Körperflüssigkeit mit hohem Druck heraus. Da die Hämolymphe dieser Tiere funktionell dem Blut des Menschen und der höheren Tiere völlig entspricht (einige haben auch Erythrozyten), zeigen uns diese Tiere: Es gibt *Blutbewegung und Blutdruck auch ohne Gefäße und ohne Herz!* (3).

Am Beispiel der Saugwürmer kann man sehen, wie diese Tiere einige Organsysteme funktionell und anatomisch nach dem Typus der Blutgefäße ausgestalten, das dadurch überflüssig ist (Abb. 2) (4).

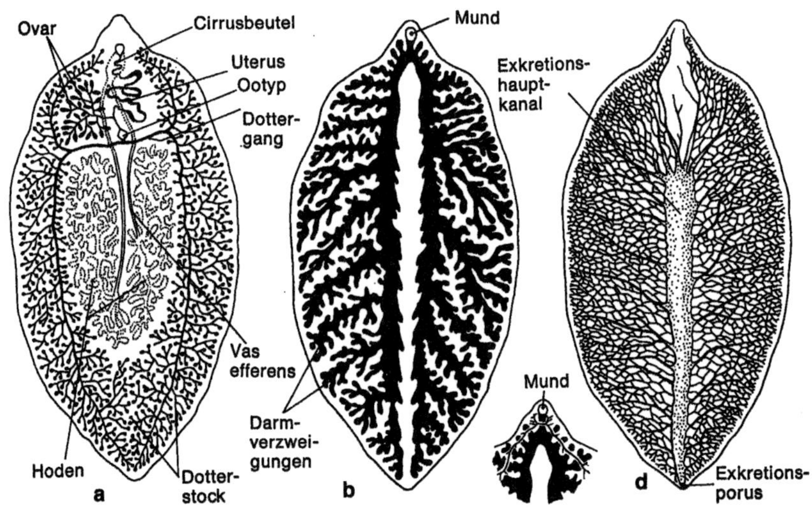


Abb. 2: Verschiedene Organsysteme von *Fasciola*. a. Genitalsystem, b. Gastrovaskularsystem, c. Zentralnervensystem (feine, fadenförmige Strukturen) des Vorderendes mit Schlundring, der den Vorderarm umfasst, d. Exkretionsystem. (4)

Weil die Zirkulation ohne Blutgefäße langsamer ist, könnte man meinen, solche Tiere seien sehr träge und könnten sich nur langsam fortbewegen. Die hochgiftige Qualle Chironex fleckeri soll bei Gefahr immerhin bis zu 9 km/h (!) erreichen und zu erstaunlich raschen Richtungsänderungen in der Lage sein. (5)

### *Blutgefäße tauchen auf*

Ein nächster Schritt in der Evolution ist dann der *«offene Kreislauf»*, bei dem ein kontraktiles offenes Gefäßrohr in die Hämolymphe eingefügt ist. Seine pulsatile Strömung kann oft phasenweise die Richtung wechseln wie zum Beispiel bei der Seewalze (Holothurien, Abb. 3).

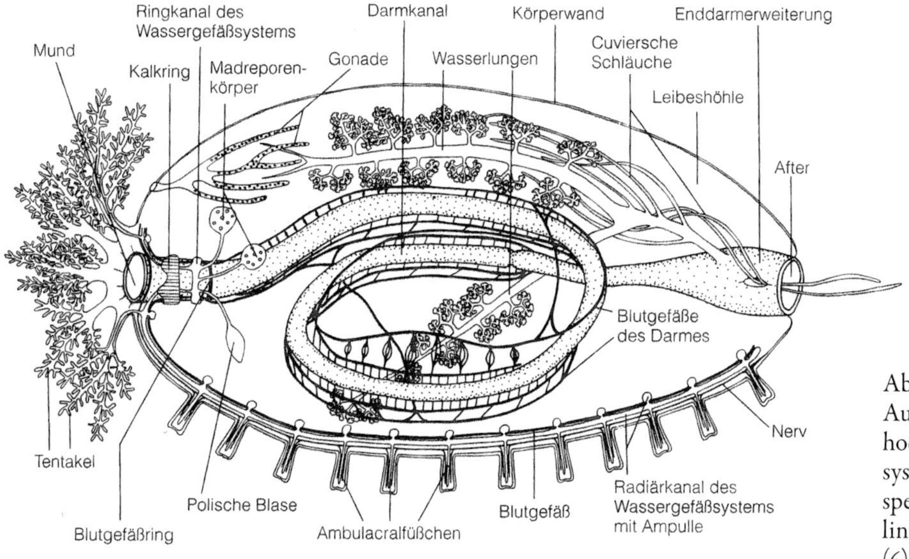


Abb. 3: Holothurienbauplan. Auffällig ist das besonders hoch entwickelte Blutgefäßsystem des Darmes, das auch spezielle Gefäßnetze um die linke Wasserlunge ausbildet. (6)

## *Der Kreislauf schließt sich bei den Fischen*

In den Fischen beginnt die Evolution der Wirbeltiere mit einem geschlossenen Blutkreislauf. Besonders interessant ist hier der ursprünglichste Fisch, das Lanzettfischchen (Branchiostoma lanceolatus), Abb. 4.

An diesem durchsichtigen kleinen Tier fällt auf, dass ihm sowohl ein Herz als auch ein Kopf fehlt. Es zählt noch zu den «Acraniern», den Schädellosen. Erst bei den Schädeltieren («Craniota»), wie die Wirbeltiere auch genannt werden, entwickelt sich das Herz bis zur Differenzierung bei Säugetier und Mensch.

Die Entwicklung des Zentralnervensystems bei den Wirbeltieren, die im Gehirn kulminiert, geht also im Innern mit der Entwicklung des Herzens einher. «Kopf» und «Herz» bilden sich gleichzeitig! Während die wirbellosen Mollusken im Allgemeinen noch einen offenen Kreislauf haben, wird er bei den Kephalopoden, die, wie der Oktopus, schon ein Gehirn entwickeln, geschlossen.

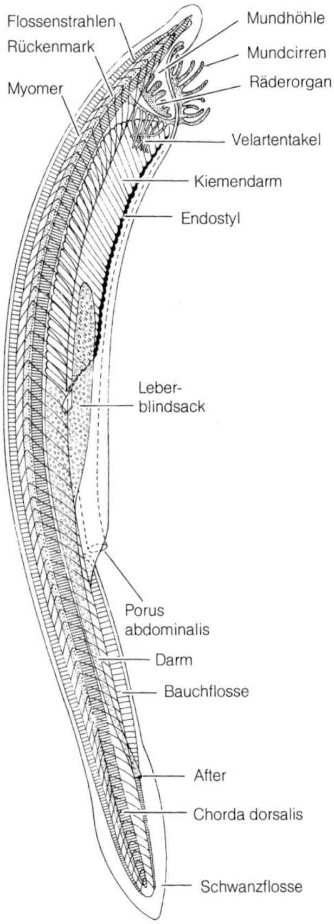


Abb. 4a: Lanzettfisch (Branchiostoma), Seitenansicht. (7)

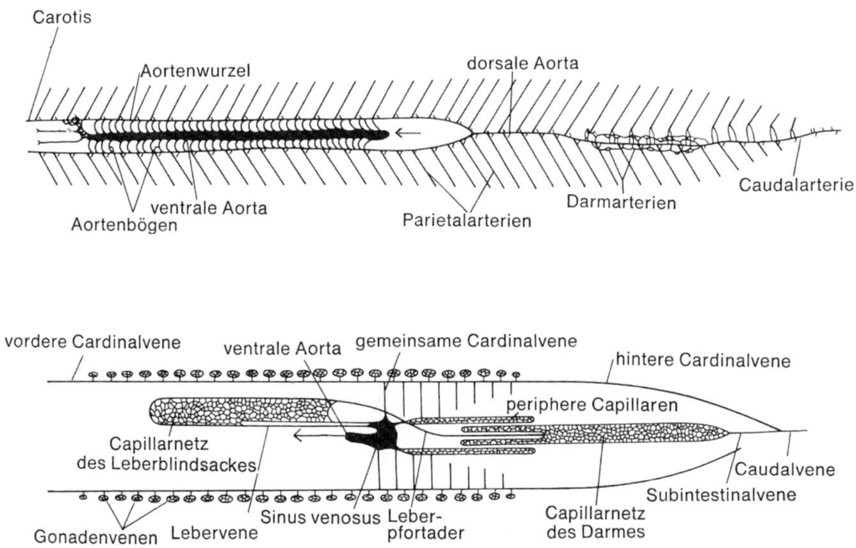


Abb. 4b: Kreislaufsystem von *Branchiostoma,* oben Arterien-, unten Venensystem. (7)

Bei *den echten Fischen* finden wir ein Herz mit Vorhof und Ausfluss-Trakt (Bulbus), das sich zwischen der Hauptvene und den Kiemen, die einen relativ hohen Widerstand bieten, entwickelt (Abb. 5).

Das in den Kiemen arterialisierte Blut kehrt nun aber nicht ins Herz zurück! Es strömt pulslos – und so kühl wie das umgebende Wasser – in die «Aorta» und in die Kapillarsysteme der Organe (9). Die Perfusion sämtlicher Organe im Fisch vollzieht sich damit also in «Wundernetzen» im Sinne der Humanphysiologie, also über Kapillargebiete, die, wie in der Leber die Pfortader, bereits ein Kapillargebiet hinter sich haben. Der Begriff «Wundernetz» spiegelt das Denken der Physiologie. Wer von der Pumpe hinter der Blutbewegung überzeugt ist, der muss es als «Wunder» ansehen, dass Blut durch ein zweites Kapillarsystem fließen kann – ohne den Antrieb durch eine Herzpumpe. Im Fisch gibt es sogar drei hintereinandergeschaltete Kapillarsysteme! (Abb. 6)

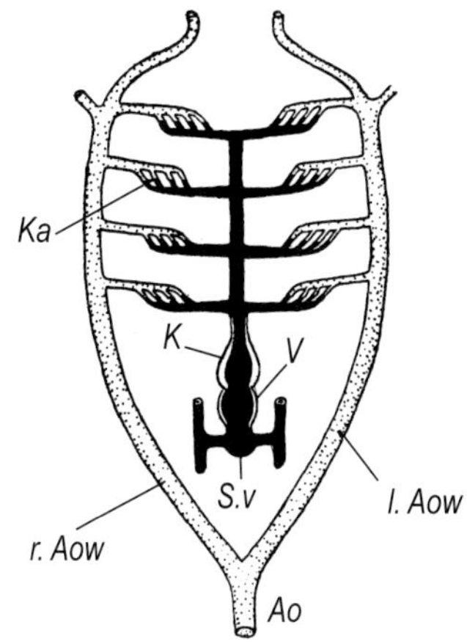


Abb. 5: Herz und Kiemen beim Fisch (schematisch); Ao = Aorta; l. / r. Aow = linke / rechte Aortenwurzel; S.v = Sinus venosus; V = Vorhof; K = Kammer; Ka = Kiemenarterien. (8)

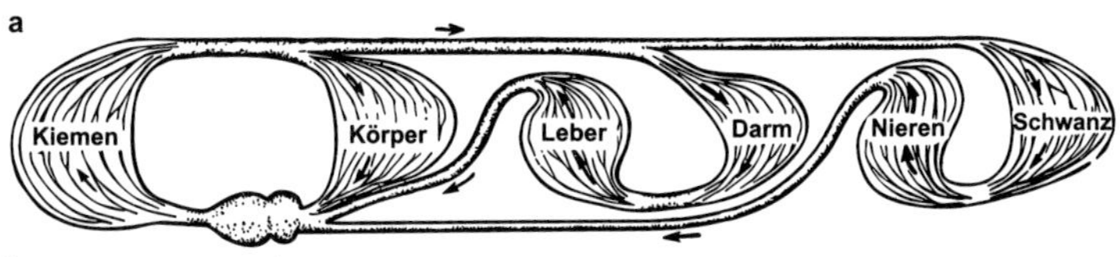


Abb. 6: Bei Fischen kommen drei hintereinandergeschaltete sog. «Wundernetze» vor: Kiemen-Darm-Leber und Kiemen-Schwanz-Nieren. (10)

### *Amphibien*

Mit dem Gang ans Land entwickelt sich die Lunge. Im Gegensatz zum sauerstoffreichen Kiemenblut der Fische kehrt jetzt das Blut aus der Lunge zurück ins Herz. Damit teilt sich der einfache Vorhof des Fisches in rechten und linken Vorhof; das sauerstoffreiche Venenblut der Lunge strömt in den linken Vorhof und von dort in die noch gemeinsame Kammer (Abb. 7).

Venöses und arterialisiertes Blut mischen sich nun in der ungeteilten Kammer. Das Endokard ist oft noch durchlässig: Das Amphibienherz at-

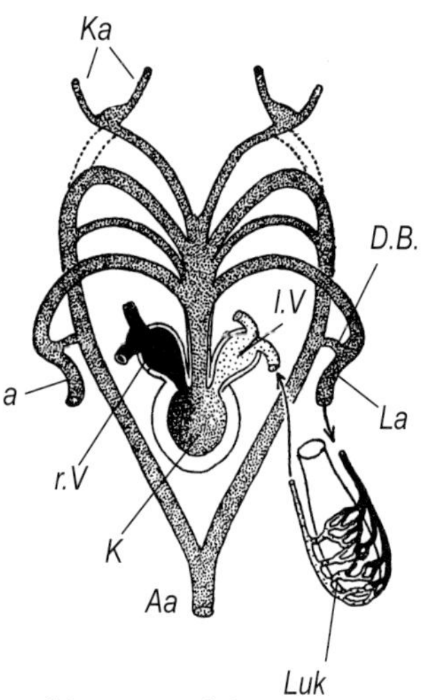

Abb. 7: Amphibien

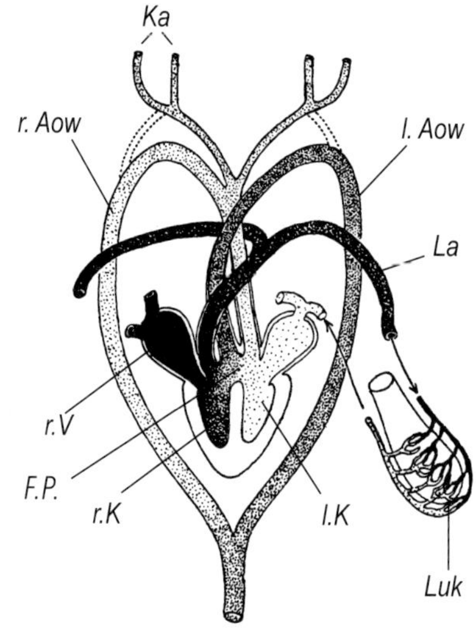

Abb. 8: Reptilien

Abb. 7–10:

l.V = linker Vorhof; r.V = rechter Vorhof; D.B. = Ductus Botalli; La = Lungenarterie; Luk = Lungenkapillaren; Ka = Kopfarterien; r.K = rechte Kammer; l.K = linke Kammer; l. Aow: linke Aorta; r.Aow = rechte Aorta; Aa = Aorta; F. P. = Foramen Panizzae. (8)

met und ernährt sich aus dem Volumenblut der Kammer, Herzkranzgefäße bilden sich deshalb in der Regel nicht. (Fische, die in der Kammer nur venöses Blut haben, haben hingegen vielfach, nicht immer, Herzkranzgefäße zur Sauerstoffversorgung und Ernährung des Myokards.)

## *Reptilien*

Reptilien verhornen so dicht in ihrer Haut, dass Hautatmung unmöglich wird und die Atmung ausschließlich von der Lunge übernommen wird, die sich entsprechend stark entwickelt. (11) Wie eine Spiegelung der äußeren Abdichtung der Haut verschließt sich in der Herzkammer das Endokard, so dass der Herzmuskel von außen durch Kranzgefäße ernährt werden muss.

In der Herzkammer gliedert sich nicht nur ein linker Vorhof sondern auch eine linke Herzkammer ab: die Kammerscheidewand bildet sich bis auf ein kleines Loch in der Ausstrombahn, das Foramen Panizzae. (Abb. 8)

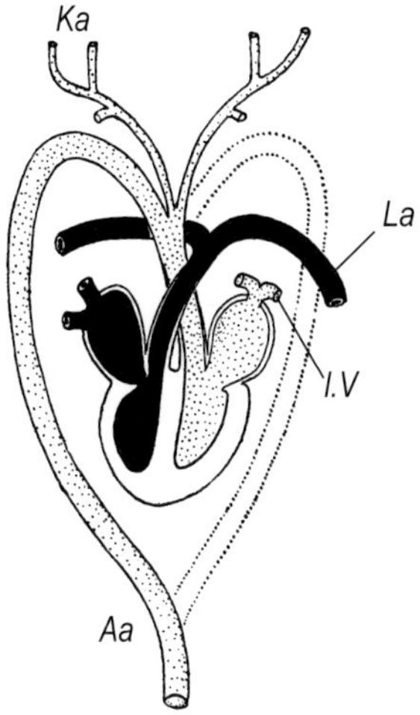


Abb. 9: Vögel

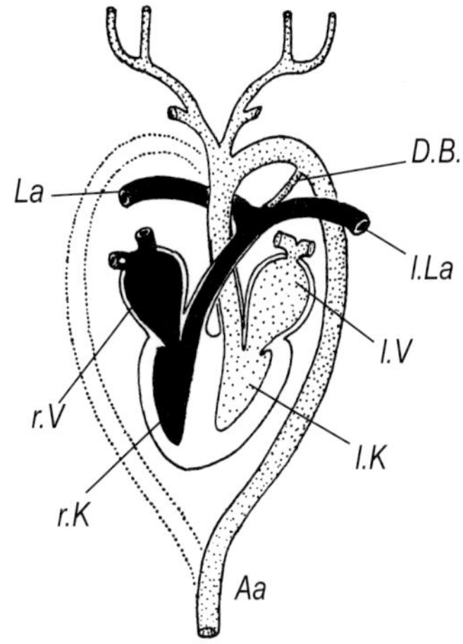


Abb. 10: Säugetiere und Mensch

*Vögel*

Nun schließt sich auch das Loch in der Ausstrombahn. Aber von den beiden symmetrischen Aortenbögen der Reptilien bildet sich jetzt der linke zurück, so dass die Aorta beim Vogel nicht links sondern rechts der Wirbelsäule verläuft. (Abb. 9)

*Säugetiere und Mensch*

Bei den Säugetieren und beim Menschen bildet sich die rechte Aorta zurück und die linke Aorta verläuft links der Wirbelsäule. (Abb. 10)

Fassen wir die Entwicklungsschritte des Blutkreislaufs zusammen, dann ergibt sich folgendes Bild:

- Die Hämolymphe ohne Blutgefäße (Wirbellose)
- Der offene Kreislauf (Wirbellose)
- Der geschlossene Kreislauf mit Kapillaren (Lanzettfisch)

- Das rechte Herz vor den Kiemen (Fische)
- Die Lunge und der linke Vorhof (Amphibien)
- Die linke Kammer (Reptilien)
- Der Verschluss der Ausstrombahn (Vögel)
- Die Wendung der Aorta nach links (Säuger, Mensch).

Wir vergleichen nun diese Zeitordnung mit der Blutbewegung im Kreislauf des Menschen (Abb. 11):

- Sie urständet als primäre Blutbewegung in der extravasalen (interstitiellen) Mikrozirkulation wie bei den Wirbellosen in der Hämolymphe. (12)
- Dem Eintritt in die Kapillaren folgt in den Venen bis ins rechte Herz der Schritt zu den Fischen.
- Der Weg in die Lunge und in den linken Vorhof entspricht der Stufe der Amphibien.
- In der «Reptilien- Stufe» erreicht das Blut diastolisch die linke Kammer und:
- in ihrer Systole «fliegt» imaginativ der Vogel, der die Ausstrohmbahn der linken Kammer verschließt.
- Schließlich vollendet sich der Weg in der linkswendigen Aorta bei Säugetier und Mensch.

In der Blutbewegung des Kreislaufs wiederholt sich offenbar die Zeitgestalt seiner Phylogenese; alle Stadien dieser Entwicklung hält er räumlich fest. Ihre Gleichzeitigkeit wird sein Raum. «Zum Raum wird hier die Zeit» heißt es im Parsifal von Richard Wagner (13). «Das Buch der Zeiten ist in deinem Herzen» formulierte Johann Gottfried Herder (14). Er kannte als Sprachforscher die vielen europäischen Worte für «Erinnern»: par coeur, by heart, riccordari. Im Staunen über diese Spiegelung erinnert man sich, dass sich die viele Jahrmillionen währende Phylogenese der Wirbeltiere auch in den 9 Monaten der embryonalen Ontogenese spiegelt: «Ontogenie und Phylogenie sind beim Kreislaufsystem viel offensichtlicher miteinander verbunden als bei jedem anderen System.» (15)

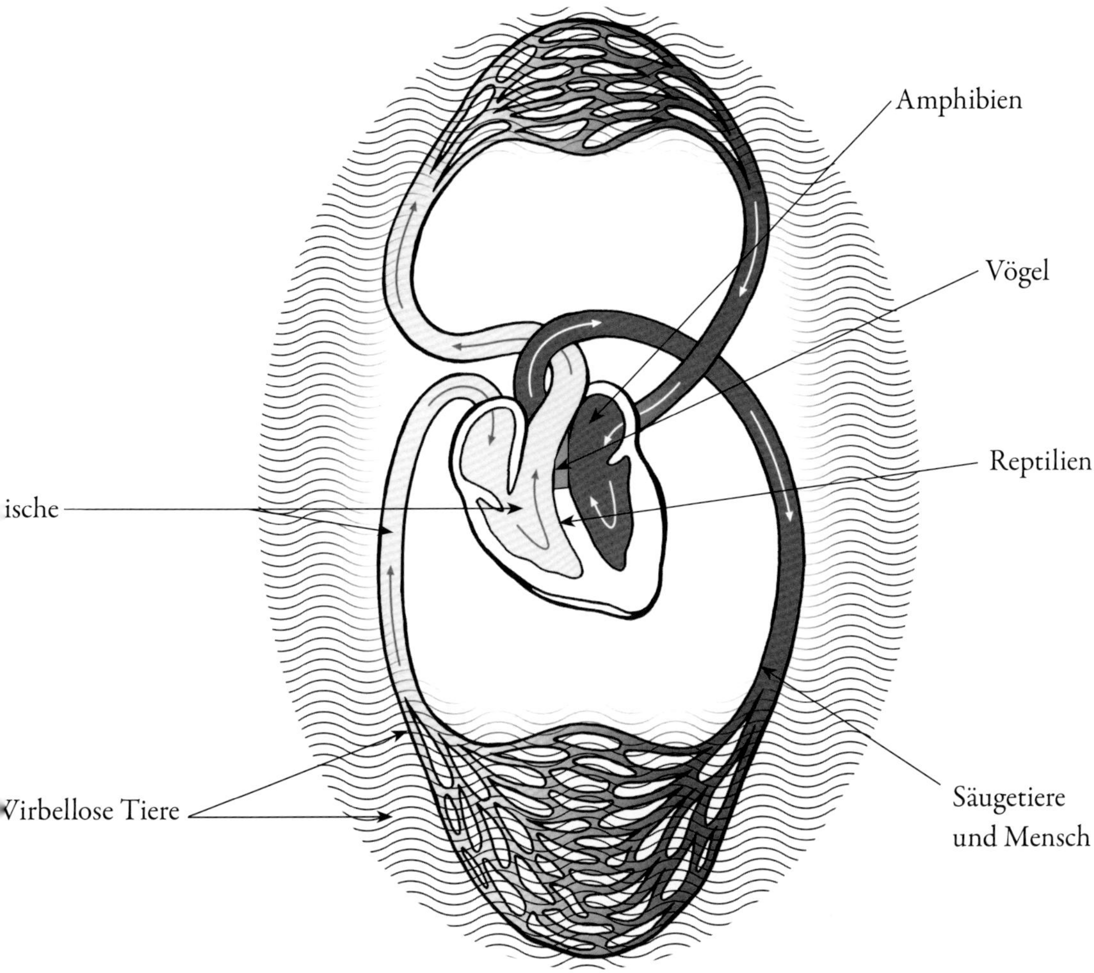


Abb. 11: Der Blutkreislauf als verräumlichte Evolution (s. Text). (Zeichnung: B. Kammerer)

*Phylogenese, Ontogenese* und die *Bewegung des Blutes im Blutkreislauf* – alle drei offenbaren sich als drei Manifestationen ein- und derselben lebendigen Idee des Ganzen.

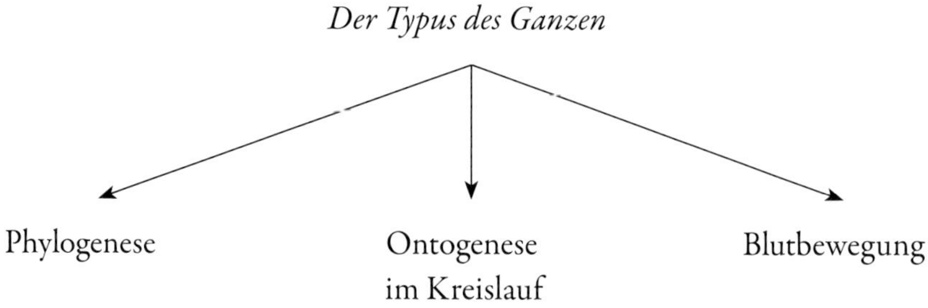


Im Blut pulsiert die lebendige, schaffende Idee der Evolution. Wir erfassen in seiner strömenden Bewegung, wie sich der Lebensleib aus dem zeitlichen Nacheinander in der Gleichzeitigkeit physisch verräumlicht. (16)

*Wir halten inne.*

Im Anorganischen führt das Denken durch empirische Beweise zur Evidenz einer vorab gebildeten theoretischen Hypothese. Im Erfassen des Organischen nimmt sich das Denken zurück. Es trägt nicht seine Theorie in die Phänomene, sondern es stellt unbefangen aus der Anschauung die Phänomene räumlich oder zeitlich nebeneinander. Dann vergleicht das anschauende Denken das, was diesen Phänomenen gemeinsam ist. Es sucht die in den Phänomenen gemeinsam wirksame lebendige Idee, den Typus. Das Denken gelangt so zur Anschauung einer im Organismus schaffenden lebendigen Idee des Ganzen mit den «Augen des Geistes» (Goethe). Sie ist in unserem Fall der Typus, der sich in drei verschiedenen physischen Metamorphosen manifestiert: in der Evolution, in der Embryonalentwicklung und in der Blutbewegung selbst.

## Am Anfang war die Bewegung – die embryonale Entwicklung der Blutgefäße

Zu dem Zeitpunkt, in dem sich eine Frau fragt, ob sie schwanger sein könnte, weil ihre Monatsblutung ausbleibt, erscheinen auf dem Dottersack des Embryos die Hämangioblasten, aus denen sich Blut und Blutgefäße bilden.

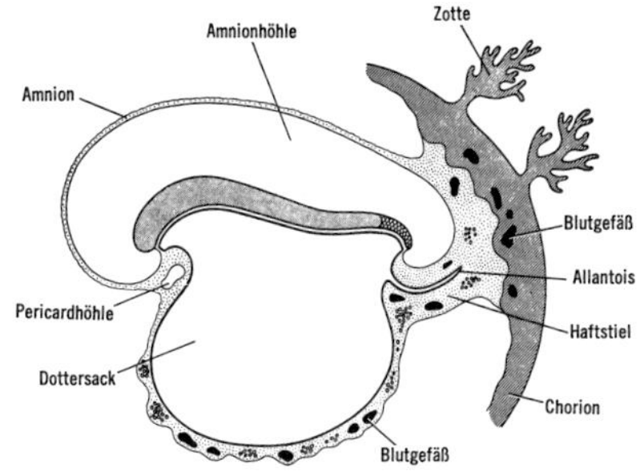


Abb. 12: Menschlicher Embryo am 19. Tag. (18)

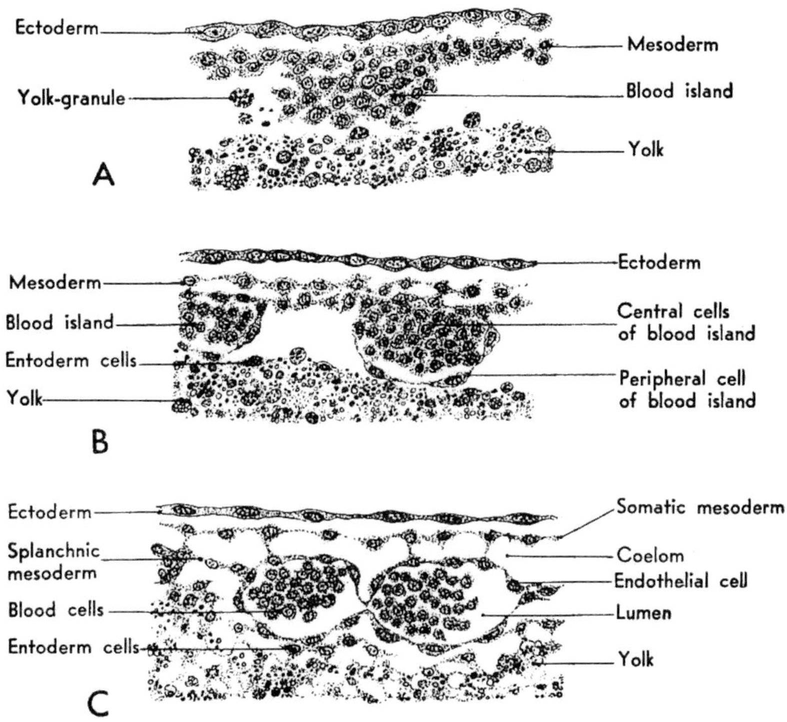


Abb. 13, A–C: Die Entwicklung der Hämangioblasten zu Blutzellen und Blutgefäßen beim Huhn. Zeit nach der Befruchtung: (19)

A: 18 Stunden

B: 24 Stunden

C: 33 Stunden

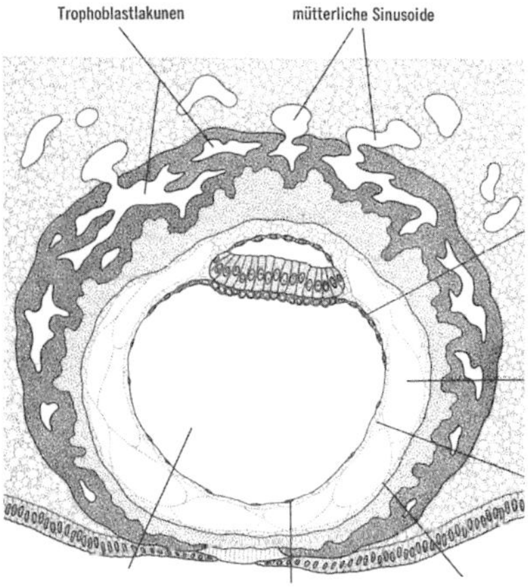


Abb. 14: Menschlicher Embryo; 12. Tag. (18)

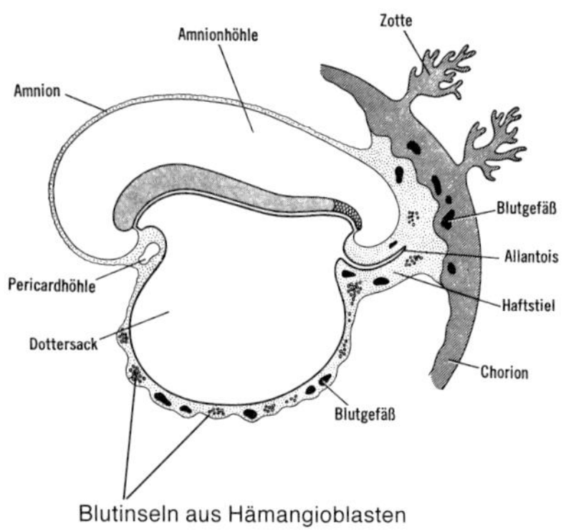


Abb. 15: Menschlicher Embryo; 19. Tag (18)

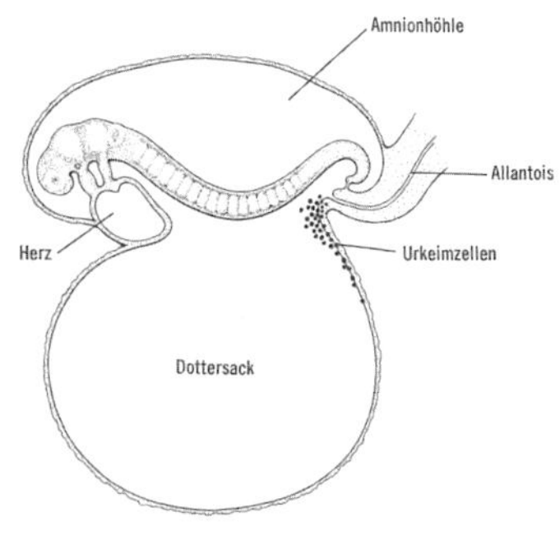


Abb. 16: Menschlicher Embryo; 21. Tag (18)

Es ist der Beginn der dritten Embryonal-Woche. (17, 18) Dem abgestorbenen Blut in der Außenwelt tritt in der Innenwelt der Mutter eine neue Blutbildung auf. (Abb. 13–15)

Diese Hämangioblasten sind aber nicht in Ruhe wie in den Abbildungen 13 und 15. Sie strömen in den langsamen Bewegungen der interstitiellen Flüssigkeit. Diese resultieren aus den Diffusionsprozessen, in denen die Atmungs- und Ernährungsbedürfnisse des sich entwickelnden Embryos leben. Wir wollen diesen sog. «Interstitial fluid flow» (20, 21) als *«interstitielle Mikrozirkulation»* bezeichnen weil sie hämodynamisch eine funktionelle Einheit bilden mit der Mikrozirkulation in den später sich entwickelnden Kapillaren und kleinen Blutgefäßen (s. Kapitel 2).

Die Hämangioblasten des Embryos schwimmen also in den Strömungen der Mikrozirkulation seiner interstitiellen Flüssigkeit. In dieser Mikrozirkulation des Gewebewassers ernährt sich der embryonale Keim vom ersten Tag, von seiner Befruchtung an. Der Embryoblast lebt in seiner ersten Woche auf dem Weg durch die Tube in den Uterus dadurch, dass er mittels seiner interstitiellen Mikrozirkulation sich aus den Sekreten der Tube ernährt und mit ihr atmet. Während der Implantation am 7. bis 8. Tag entwickeln sich die zwei Keimblätter und der Trophoblast. Der Trophoblast sucht nun, in die Schleimhaut des Uterus einwachsend, die mütterlichen Blutgefäße. Am 9. Tag hat er sie gefunden und sich eröffnet. (22)

Von jetzt an strömt seine interstitielle Mikrozirkulation in die Blut-Lakunen der Uterusschleimhaut, um sich zu ernähren und zu atmen, wie später das Blut vom Herzen aus über die Nabelschnurgefäße in die Plazenta und aus der Plazenta zurückströmt. Drei Tage später erscheinen auf dem Dottersack die Hämangioblasten (13. bis 15. Tag), und die Blutgefäßbildung beginnt. Und weitere 9 Tage später, um den 21. Tag, beginnt das Herz zu schlagen. Das Herz ist das einzige Organ, das von seiner ersten Anlage an seine Funktion im Dienste des ganzen, sich entwickelnden Organismus übernimmt. Das bedeutet: Die gesamte Embryonalentwicklung vom 21. Tag an ist Ausdruck und und steht in Wechselwirkung mit der Herzfunktion! So tritt es auf der Keimscheibe im bebrüteten Hühnerei als «der springende Punkt» vor das Auge, was schon Aristoteles, den ersten embryologisch forschenden Naturwissenschaftler, beeindruckte.

Man muss sich vergegenwärtigen, wie *klein* der menschliche Embryo während der 3. Woche erst ist. Er wächst in der 3. Woche von 0,2 mm auf 3 mm heran. Das Herz, das zu Beginn der 4. Woche in einem 3 mm großen Körper zu schlagen beginnt, wiegt nur wenige Milligramm! (23) Die interstitielle Mikrozirkulation als Beginn der Blutbewegung entspricht dieser mikroskopischen Dimension. Durch die Gefäß- und Herzentwicklung des heranwachsenden Embryos wird sie bald darauf zur «extravasalen Zirkulation» des Gewebewassers, das schließlich beim Erwachsenen ca. 40 l Volumen erreicht. Diese extravasale Zirkulation bleibt mit der intravasalen Blutbewegung «hämodynamisch eine funktionelle Einheit» (24), wie wir in Kapitel 2 sehen werden. Wenn man die extravasale und die intravasale Zirkulation gemeinsam als «Blutbewegung» begreift, dann erkennt man: *Am Anfang war die Bewegung.* (25)

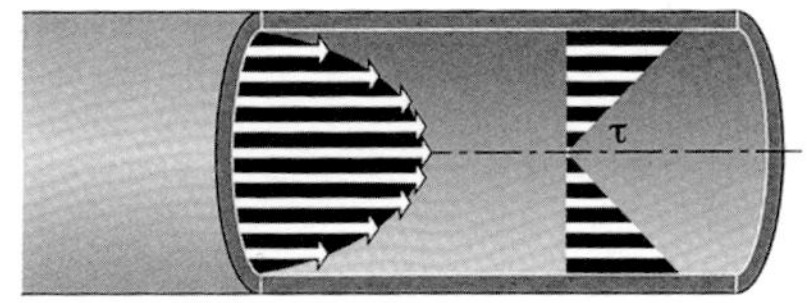


Abb. 17: Geschwindigkeitsprofil im Blutgefäß. Rechts im Bild ist die zunehmende Reibung am Widerstand der Gefäßwand veranschaulicht. (26)

Wir müssen uns also die Hämangioblasten in den Abbildungen der Lehrbücher in den langsamen Bewegungen der interstitiellen Mikrozirkulation begriffen vorstellen, die den Gesetzmäßigkeiten der sich entwickelnden Gewebe mit ihren Atmungs- und Ernährungsbedürfnissen unterliegt. Um ihre Entwicklung zu Blutgefäßen zu erfassen, führen wir uns ein einfaches Phänomen vor Augen. Eine mit einem Eimer auf die Straße gegossene Wassermenge bildet im Strömen eine Parabel. Im Zentrum ist die Geschwindigkeit am höchsten, zu den Rändern hin nimmt sie ab. Dasselbe Phänomen liegt in den Blutgefäßen vor. (Abb. 17) (26)

Die Zellhaufen der Hämangioblasten schwimmen dergestalt, dass die zentral rascher fließenden Zellen sich zu Vorläuferzellen der Erythrozyten differenzieren, während die langsam am Rande strömenden Hämangioblasten dort zur Ruhe kommen; sie bilden zwischen sich Zellkontakte aus und entwickeln sich zu Endothelzellen der ersten Blutgefäße, die als zarte Endothelrohre ihre Entwicklung beginnen. (27, 28) *Gefäßinhalt und Gefäßwand gehen also aus ein und demselben strömenden Gewebe hervor!* Ob sich Hämangioblasten zu Erythrozyten entwickeln oder zum Endothel der Gefäßwand verschmelzen, hängt von der Strömungsgeschwindig-

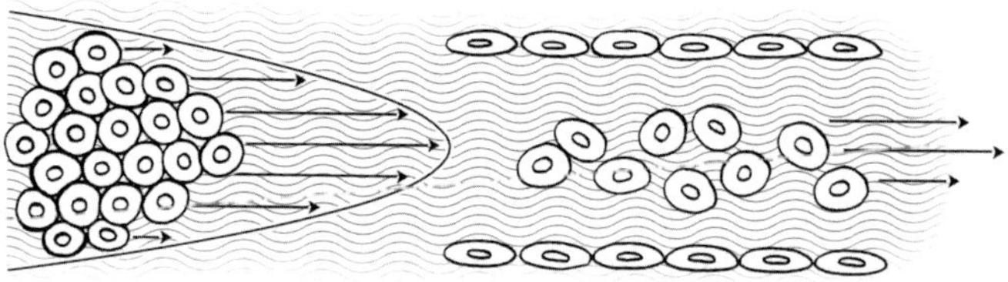

Abb. 18: Die Blutgefäße entstehen aus der Blutbewegung, die am Rand zur Ruhe kommt. (Zeichnung: B. Kammerer.)

keit ab. «Form» und «Inhalt» ergeben sich aus der Geschwindigkeitsdifferenz der Bewegungen, aus denen sie hervorgehen. *Blutgefäße sind zur Ruhe gekommene Blutbewegungen.* (Abb. 18)

## Angiogenese in Heilungsvorgängen

Dies gilt auch am reifen Organismus während des ganzen Lebens. In der Umgebung eines tief gelegenen Fremdkörpers, der im Rahmen einer Entzündungsantwort eingekapselt wird, kann sich ein völlig neues, hoch differenziertes Gefäßsystem entwickeln, während sich die Hüllen des Fremdkörpers bilden, z.B. bei Echinokokkus-Zysten. (29)

«Bei allen Heilungen und Reparationsvorgängen, bei der Entwicklung von Gefäßen in Geschwülsten und dergleichen können aus Endothelröhren jederzeit und überall unter dem gestaltenden Einfluss der Blutströmung Arterien und Venen hervorgehen. Das Bindegewebslager neu ausgesprosster Endothelschläuche differenziert sich bei intermittierendem stärkerem Druck arteriell, während es bei kontinuierlichem relativ schwachem Druck venöse Wandbeschaffenheit annimmt. ... Den dynamischen Kräften des Stoffwechsels und der wachsenden und funktionierenden Organe kommt eine erhebliche, wenn nicht ausschlaggebende Bedeutung für die Ausprägung des Gefäßsystems zu.» (29)

## Neubildung der Bauch-Aorta an einem Kunststoff-Netz

Als Assistenzarzt eines etwa 70-jährigen Patienten hatte ich ein mir unvergessliches Angiogenese-Erlebnis bei der chirurgischen Rekonstruktion seiner hochgradig verkalkten Bauch-Aorta. Der erkrankte Gefäßabschnitt hatte so stark Kalk eingelagert, dass er fast an einen Röhrenknochen erinnerte. An seiner Stelle wurde ein schlauchförmiges Dacron-Kunststoffnetz eingenäht. Meine Aufgabe war vor allem, den Faden der Naht beim Nähen des Operateurs unter Zug zu halten und austretendes Blut abzusaugen. Nach Fertigstellung beider Nähte wurde die Gefäßklemme am oberen Ende geöffnet – das Blut schoss in das weiße, innen mit einem Proteinfilm beschichtete Kunststoffnetz; nur wenige Blutstropfen traten aus. Im Augenblick der Berührung mit dem Fremdkörper setzt die Blutgerinnung ein und das Netz wird von innen dicht mit Fibrin beschichtet. In den folgenden Stunden, Tagen und Wochen bildet sich eine neue Innenhaut (Endothel). Als Antwort auf die intermittierenden starken Dehnungsreize der arteriellen Pulsation wandeln sich proliferierende Bindegewebszellen in die Muskulatur der neuen Gefäßwand um. Auf diese Weise kann sich aus der Blutbewegung auch im hohen Alter eine funktionell vollwertige Aorta neu bilden! Ihr struktureller Aufbau ist zwar nicht mehr so hoch geordnet wie in der ursprünglichen Aorta. (30) Aber sie ist ihrer Funktion gewachsen.

## Die Eigenbewegung des Blutes

Auch das im Gefäßsystem strömende Blut steuert seine eigene Bewegung: dort nämlich, wo es ins Kapillargebiet eintritt. Am Hämoglobin wurde nachgewiesen, dass es sensibel ist für die Sauerstoff-Differenz, die zwischen dem arteriellen Blut und dem Gewebewasser besteht. Hat das Gewebe Sauerstoffmangel, dann spaltet das Hämoglobin NO (Stickstoffmonoxyd) ab, wodurch sich das Gefäß erweitert und damit die Durchblutung zunimmt. *Das Blut bewirkt damit seine eigene Bewegung im Gefäßbett!* (31)

## Die embryonale Dynamik der Blutströmung gestaltet das Herz

Wie oben erwähnt, bilden sich am Anfang der 3. Woche beim Menschen die Blutgefäße: Vom 13. bis 15. Tag. Schon gegen Ende der 3. Woche bildet sich der Herzschlauch in der Mittelachse, vor der Anlage des Urdarms.

Zu Beginn der 4. Woche beginnt das Herz zu pulsieren und verwandelt sich in eine S-förmige Schleife («cardiac looping»). Gleichzeitig gliedert sich das Mesoderm der Chorda dorsalis in die Metamerie der Somiten. (32) Es ist, als bilde sich die Wirbelsäule in Resonanz mit dem Rhythmus des Herzschlags, ihn plastisch verkörpernd. Wie nahe diese bildhafte Vorstellung an der Wirklichkeit ist, darauf weist die Entdeckung hin, dass der

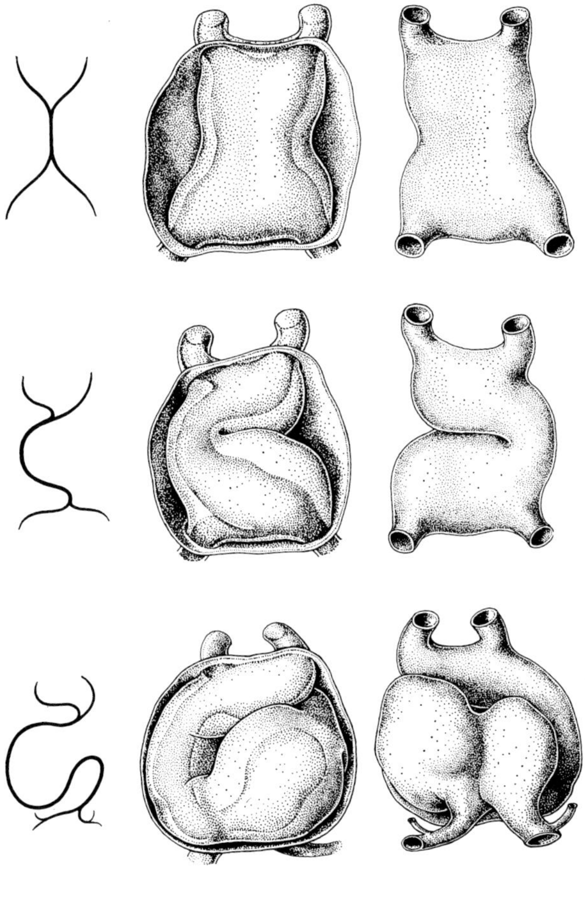

Abb. 19a

Die Ausbildung der primitiven Herzschleife (I. Phase der Herzentwicklung). Links = schematische Strichzeichnungen, Mitte = Ansichten von ventral mit eröffnetem Herzbeutel und durchscheinend gedachtem Endokard-Inennohr, rechts = Dorsalansichten. (23)

Obere Reihe: Herzanlage gegen Ende der dritten Entwicklungswoche, Keimlänge etwa 2 mm.

Mittlere Reihe: Herzanlage in der Mitte der vierten Entwicklungswoche, Länge des Embryos etwa 3 mm.

Untere Reihe: Fertige Herzschleife nach etwa 3½ Entwicklungswochen bei 4 mm großen menschlichen Keimlingen.

Herzrhythmus eine notwendige Bedingung für die embryonale Differenzierung der Blutzellen ist. Man hat entdeckt, dass sich die embryonalen Stammzellen der Blutbildung *nur unter dem Einfluss rhythmischer Bewegungen* in die einzelnen Zellarten des Blutes, in Erythrozyten, Granulozyten, Lymphozyten u. a. differenzieren! (34)

*Die Experimente von J. C. Hove*

Wie das Herz sich aus der Strömungsdynamik des Blutes entwickelt, dafür waren die Experimente von J. C. Hove und seinem Team ein Durch-

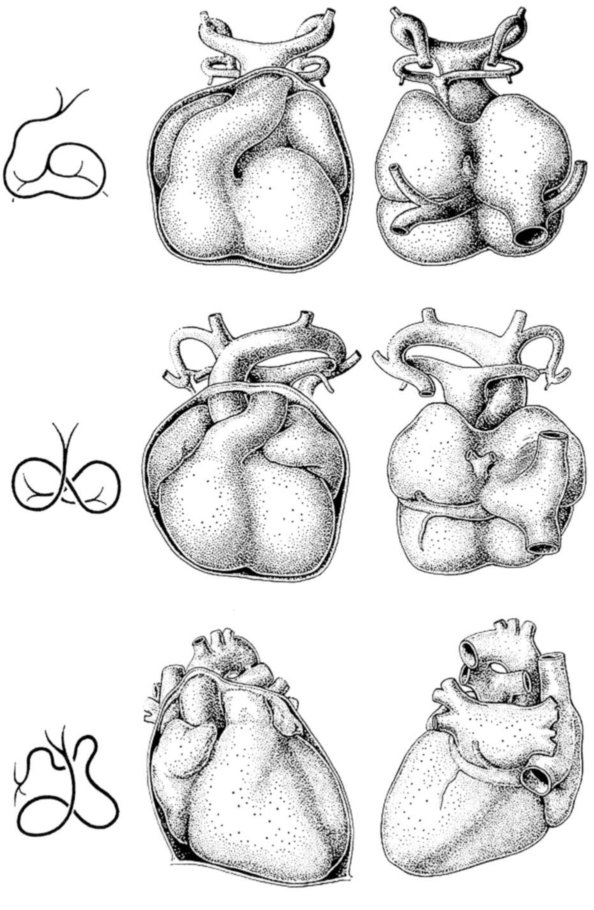

Abb. 19b

Die Ausbildung der definitiven äußeren Herzform (II. Phase der Herzentwicklung). Links = schematische Strichzeichnungen, Mitte = Ansichten von ventral mit eröffnetem Herzbeutel, Rechts = Dorsalansichten. (23)

Obere Reihe: Herzanlage gegen Ende der vierten Entwicklungswoche bei 4 bis 5 mm großen Embryonen; Beginn der Konvergenzbewegungen

Mittlere Reihe: Herz nach Abschluss der Kammerseptation. Entwicklungsalter 7 bis 8 Wochen, Körperlänge etwa 20 bis 25 mm. Ein- und Ausstromteil der Kammern liegen hintereinander.

Untere Reihe: Fertiges Herz des Erwachsenen mit Darstellung der endgültigen Relationen.

bruch. (35) An durchsichtigen Zebrafisch-Embryonen konnten J. C. Hove und seine Kollegen 2003 mit Laser-Mikroskopie die Strömungen im embryonalen Fischherz in vivo beobachten und messen.

Ein Fisch-Herz besteht aus einer Auftreibung der Hauptvene des Fisches mit Vorhof, Kammer und Ausstrombahn (Bulbus), die sich wie bei allen Wirbeltieren und beim Menschen aus einem geraden Rohr in eine Schleifenform umbilden. Die Forscher beobachteten und berechneten im Fischherz Scherkräfte, die weit über den Werten liegen, die in vitro zu Änderungen der Genexpression führen. (s. u.)

Das eine Experiment bestand nun darin, den Einstrom in das sich entwickelnde Herz im Alter von 37 Stunden nach der Befruchtung mit einem winzigen Kunststoff-Kügelchen weitgehend zu blockieren. In einem anderen Experiment wurde auf gleiche Weise der Ausstrom gehemmt. Beide Arten von Embryonen zeigten nach 4,5 Tagen dramatische Missbildungen des Herzens:

1. Die Herzen bildeten *keinen Bulbus* (=Ausstrombahn).
2. Sie bildeten *keine Herzschleife* aus.
3. Die Wände des Einstrom- und Ausstromtraktes *kollabierten* und verschmolzen.

Die Ähnlichkeit der Defekte, die sowohl von der Blockade des Einstroms wie von der des Ausstroms herrühren, legt nahe, dass nicht die Änderungen des transmuralen *Drucks* für die Missbildungen verantwortlich sind – denn dieser steigt im Fall der Ausfluss-Blockade an und sinkt durch die Einfluss-Blockade unter den physiologischem Mittelwert. Vielmehr müssen die Missbildungen von der Abnahme der *Scherkräfte* herrühren – das beiden Experimenten gemeinsame Phaenomen. Eine Fülle später veröffentlichter Arbeiten haben Hove's Entdeckung bestätigt (36, 37, 39). Da die Blutbewegung die Blutgefäße gestaltet, fragt sich heute die Forschung:

## Wie nimmt die Intima der Blutgefäße die an ihr vorbeigleitende Bewegung des Blutes wahr?

Die Innenhaut der Blutgefäße bietet der Strömung des Blutes Widerstand. Dadurch entstehen Druck- und Scherkräfte, die von der Gefäßwand hochdifferenziert wahrgenommen werden. Das Endothel der Intima bildet als Reizantwort nicht nur vasoaktive Substanzen wie Stickstoffmonoxid (NO), das zur Gefäßerweiterung führt oder Endotelin-1, das Kontraktion vermittelt. Längerfristige Wirkungen beantwortet das Gewebe mit Strukturänderungen im Zytoskelett. Hypertonie führt so zur Verhärtung der Intima, was sie zur Ablagerung disponiert. «Zahlreiche In-vitro-Studien zeigen, dass Endothelzellen biomechanische Reize wie Scherkräfte an der Gefäßwand und transmuralen Druck, die vom pulsierenden Blutstrom ausgeübt werden, wahrnehmen und weiterleiten können. Zum Beispiel können Gefäßendothelzellen in der Kultur auf Scherkräfte bis herunter zu 0,2 dyn cm−2 reagieren.» (35) Die Endothelzellen passen sich nicht nur in ihrem eigenen Zytoskelett an die Druckverhältnisse an, sondern geben die Strömungsreize auch an die tiefer gelegene Schicht der Gefäßmuskulatur (Media) weiter. Erhöhte Druckpulse stimulieren so, vom Endothel wahrgenommen und weitergeleitet, die Mitose von Muskelzellen. «Given that the vascular endothelium is constantly transducing and integrating diverse stimuli within the cardiovascular system, the physiology of this tissue … will be a reflection of this complex process … The physiological fluid – mechanical stimuli to which the endothelium is constantly exposed to in vivo, could be considerated to be important ‹differentiv› stimuli capable of (or potentially responsible for) modulating endothelial phenotype in vivo.» Übers. von A. H.: Insofern das Endothel der Gefäße ständig verschiedene Reize des Kreislaufgeschehens integriert und weiterleitet, spiegelt die Physiologie (Biochemie) dieses Gewcbes diesen komplexen Prozess. Die strömungsmechanischen Reize könnten als differenzierende Reize betrachtet werden, die die Modulation des Phänotyps des Endothels ermöglichen oder möglicherweise sogar für ihn verantwortlich sind.» (37)

## *Die Haemodynamik ist ausschlaggebend für die Entwicklung des Reizleitungssystems im Herzen*

Im Herzen wird das Endothel zum Endokard. Hier entwickelt sich unmittelbar unter der sensitiven Oberfläche des Endokards das Reizleitungssystem, das sich in die Herzmuskulatur hinein verzweigt (38).

*Auch die Differenzierung der Herzmuskelzellen in Reizleitungsgewebe unterliegt nach neueren Ergebnissen der Hämodynamik des Blutes.*

An experimentellen Untersuchungen von embryonalen Hühnerherzen konnte man zeigen: Eine Volumen- und Drucksteigerung *beschleunigt* die Reifung des Reizleitungssystems. Ein künstlich erzeugter Mangel an Volumen und Druck *verzögert* die Reifung des Reizleitungssystems. «These findings point to haemodynamics as a key epigenetic factor in development of the cardiac conduction system. The timing ... of the maturation of the conducting system is sensitive to variation in haemodynamic load». Übers. A.H.: Diese Befunde deuten auf die Hämodynamik als einen entscheidenden epigenetischen Faktor in der Entwicklung des Reizleitungs-Systems des Herzens. ... Die Geschwindigkeit der Reifung des Reizleitungssystems variiert mit dem Füllungs-Grad des Herzens. ( 39, 40, 41)

Rudolf Steiner hat bereits für eine künftige Forschung der Embryologie darauf hingewiesen, dass es notwendig sei, den Blick auf «scherende» und «deformierende» Bewegungen zu richten. (42)

Wir werden in Kapitel 3 sehen, wie gerade die Deformierung der Endothelzellen durch die Scherkräfte des Blutes für die Menschenkunde ein beachtenswertes Phänomen ist. Während in der Sensitivität der ruhenden Gefäßwand die wahrnehmende und gestaltende Kraft des Astralleibs fassbar wird, lebt in den Scherkräften der Ätherleib der menschlichen Flüssigkeitsprozesse. In der Wechselwirkung zwischen Gefäßinnenhaut und Blutbewegung leben Ätherleib und Astralleib auf eine besondere Art und Weise, die wir genauer in Kapitel 3 betrachten werden.

*Wir fassen zusammen:*

- Die vom Leben des Organismus hervorgebrachten Flüssigkeitsströmungen in der 3. Embryonalwoche kommen in den ersten Blutgefäßen zur Ruhe.
- Auch die intravasale Blutbewegung gestaltet im Fortgang der Entwicklung die Gefäßwände differenzierend nach den jeweils gegebenen funktionellen Erfordernissen.
- Auch am Herzen selbst wird zunehmend erkannt, wie viele seiner Strukturen von der Hämodynamik der Blutbewegung gestaltet werden. An diesem Gestaltungsprozess spielen die *Scherkräfte*, die zwischen dem strömenden Blut und der Innenhaut der Gefäße in ihrer Berührung wirksam werden, die Hauptrolle.

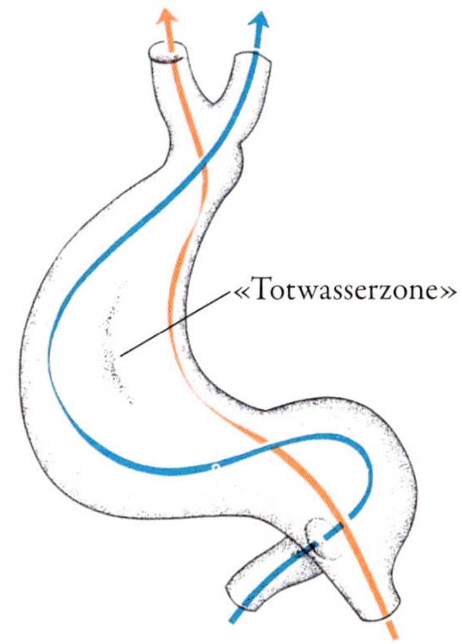


Abb. 20: Durch Strömungsversuch an einem Glasmodell der menschlichen Herzanlage (demEmbryo von 3 mm entsprechend). (43)

Vor diesem Hintergrund werden die jahrzehntelang abgelehnten Forschungsergebnisse der funktionellen Anatomie rehabilitiert und hochaktuell. Wir betrachten die Abbildung 20 aus dem Lehrbuch von Benninghoff in der 7. Auflage aus dem Jahr 1971 im Licht der oben erwähnten Forschung. Die arterielle und die venöse Strömung haben an ihren Rändern die geringste Geschwindigkeit. Dort, wo sich die beiden Ruhezonen begegnen – Benninghoff gebraucht aus der Hydrologie der Flüsse den Begriff «Totwasser-Zone» – verdichtet sich die Scheidewand. «Die Herzsepten schaffen keine neuartige Strömungssituation. Sie konsolidieren den vielmehr bereits vorher bestehenden Zustand und werden erst zu einem Zeitpunkt ausgebildet, zu dem die getrennte Strömung schon längst besteht.» (43) Was damals von der Schule der funktionellen Anatomie aus einem funktionellen, ganzheitlichen Denken heraus postuliert wurde, wurde von der reduktionistischen Anatomie weitgehend abgelehnt. Heute erweist es sich als richtig.

## 2. Was bewegt das Blut?

Der Blutkreislauf des Menschen wird in Lehrbüchern durch Abbildungen anschaulich gemacht. Herz und Lunge, der große und der kleine Kreislauf und angedeutete Kapillargebiete werden schematisch wie z.B. in Abb. 21 dargestellt. (1) In der physiologischen Erläuterung solcher Abbildungen spielt dann der Hinweis auf die Entdeckung des «geschlossenen Kreislaufs» durch William Harvey eine wichtige Rolle. Man liest dann: In diesem Kreislauf des Menschen pulsieren aus dem linken Herzen in Ruhe in einer Minute 5 Liter arterielles Blut unter hohem Druck und 5 Liter venöses Blut kehren mit niedrigem Druck in das rechte Herz zurück. Der Leser findet die Schlussfolgerung der Lehrmeinung plausibel: Das Herz ist als Pumpe in diesem Kreislauf die Ursache der Blutbewegung. (2) Diese Vorstellung vom «Herzen als Pumpe» setzt in der Tat die Annahme eines «geschlossenen Kreislaufs» voraus. «Geschlossen» sind die Kapillaren aber in aller Regel lediglich für die Blutzellen und die Eiweiße des Plasmas.

Durch die vielfältigen und variablen Fenster und Poren der Kapillargefäße ist der Kreislauf für die in Wasser gelösten Nährstoffe und Gase der Atmung aber natürlich offen! (Abb. 22)

Um die Organe mit ihrem Stoffwechsel und ihrer Atmung zu versorgen, *verlassen* deshalb 40 % des in den Blutgefäßen zirkulierenden Volumens durch ca. 30 bis 40 Milliarden (!) Kapillaren den Blutkreislauf. (4) Diese große Zahl kann man weder bildlich darstellen, noch kann man sie sich vorstellen; man kann sie aber anhand der vorliegenden Befunde berechnen. Dasselbe Volumen strömt gleichzeitig aus der interstitiellen Mikrozirkulation der Organgewebe in die venöse Seite der Kapillaren zurück. Durch die Kapillaren, die als schwammartige Struktur einen wesentlichen Teil der durchbluteten Organgewebe ausmachen, verlassen mit dem wasserlöslichen Sauerstoff und den wasserlöslichen Nährstoffen (Salze, Koh-

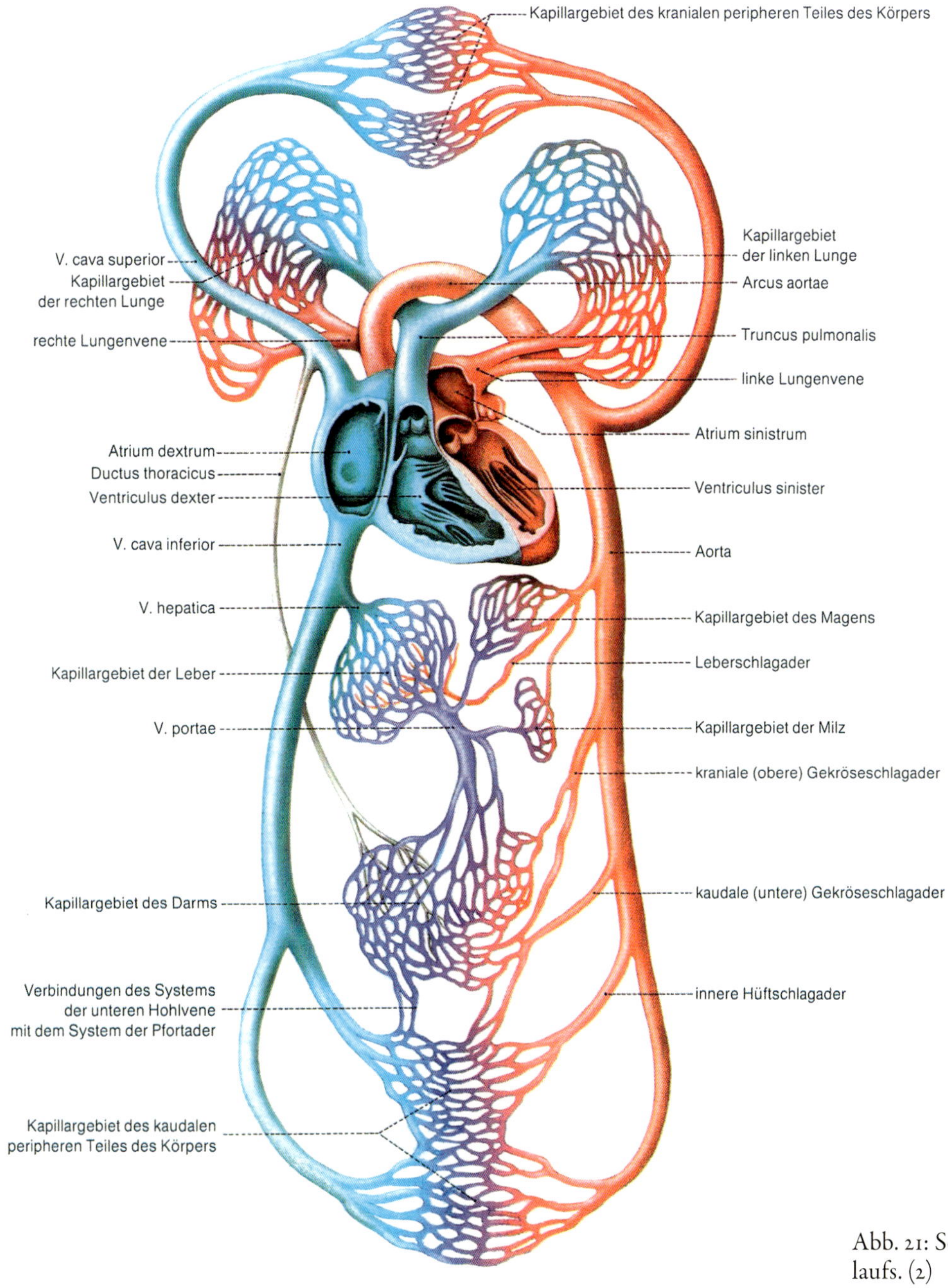


Abb. 21: Schema des Blutkreislaufs. (2)

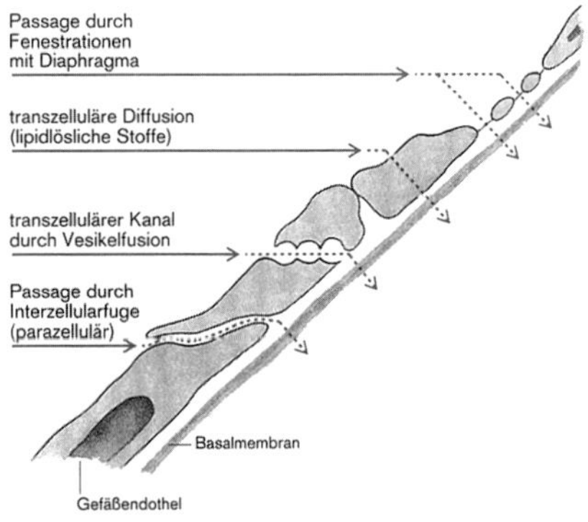


Abb. 22: Wege für die Flüssigkeitspassage gelöster Substanzen in den Kapillaren. (3)

lenhydrate, Aminosäuren, Fettsäuren) 40 % des zirkulierenden Blutvolumens das Gefäßbett (5) und treten in das Gewebewasser, in die *extravasale Mikrozirkulation* über. Das im Gefäßsystem strömende Blut geht über in diejenigen Flüssigkeitsbewegungen, die Stoffwechsel und Atmung im Gewebewasser der Organgewebe erzeugen. Diese langsamen Strömungen, die aus den Diffusionsvorgängen und aktiven Transportvorgängen im Leben von Stoffwechsel und Atmung resultieren, vollziehen sich bei einem 70 kg schweren Menschen in einem Volumen von ca. 40 Litern. (6) Seit den 80er-Jahren des 20. Jahrhhunderts weiß man, dass die Zirkulation der extrazellulären und intrazellulären Flüssigkeiten mit der Bewegung im Gefäßsystem hämodynamisch eine funktionelle Einheit bildet. (7) Wie in der Embryologie und in der Entwicklungsgeschichte der Tiere sich aus der gefäßlosen Zirkulation die Blutgefäße und das Herz entwickeln, so geht beim Menschen die primäre Zirkulation der Peripherie in die sekundäre Zirkulation des Kreislaufs über. Man kann diese Vorgänge, die sich der sinnlichen unmittelbaren Wahrnehmung entziehen, gut mit dem Grundwasser-System eines Flusses vergleichen. In einem Fluss manifestiert sich der Überschuss des Grundwassers, das in zahllosen feinen Sickerströmungen langsam durch die Gesteinsschichten und über die Quellen der Nebenflüsse dem Fluss zuströmt. Das Grundwassersystem eines Flusses, das sich oft mehrere hundert Kilometer zu beiden Seiten in die Landschaft ausdehnt, ist ein Teil des Wasserkreislaufs, der sich in die Lufthülle der Erde fortsetzt. In ihm wirkt die Leben tragende Sonne durch die Atmosphäre. In vergleichbarer Weise ist die Zirkulation in den Blutgefäßen ein Überschuss der unsichtbaren und schwer vorstellbaren Zirkulation des lebendigen Gewebewassers der Organtätigkeiten (vgl. Abb. 23).

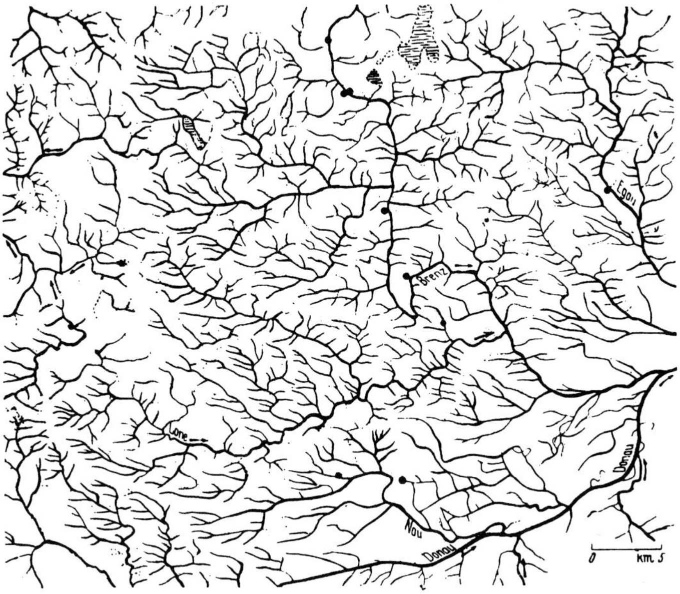


Abb. 23: Adernetz im Einzugsgebiet der Brenz, eines Nebenflusses der oberen Donau. (8)

### Die primäre Blutbewegung

In der Phylogenese der Tiere haben wir gesehen, dass Blutbewegung und Blutdruck auch bei Tieren ohne Gefäße und Herz vorhanden sind (siehe S. 14). Auch in der Embryonalentwicklung geht die Gefäßbildung aus der interstitiellen Zirkulation hervor. Deshalb nennen wir diese interstitielle extravasale Zirkulation die «primäre Blutbewegung» (9).

Die Ursachen, die der Zirkulation des Gewebewassers zugrunde liegen, kann man sich auch an den intrazellulären Säftebewegungen einer Amöbe klarmachen.

Wenn eine Amöbe aus ihrem flüssigen Biotop Zucker aufgenommen hat, ist in ihrem Zytoplasma ein Konzentrationsgefälle entstanden. An der Stelle der Aufnahme herrscht eine hohe Zucker-Konzentration. Eine geringere Konzentration liegt in jenen Plasmaregionen der Zelle vor, wo Zucker ständig verschwindet, weil damit z.B. Proteine aufgebaut werden. Das geschieht im endoplasmatischen Retikulum. Auch dort, wo der Zucker

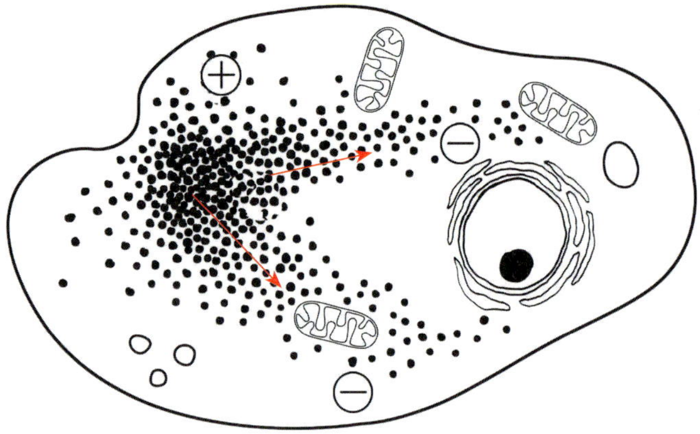

Abb. 24: Aufnahme von Zucker durch eine Amöbe. (Zeichnung: B. Kammerer)

veratmet wird, wie in den Mitochondrien, ist weniger Zucker vorhanden.

Der Zucker muss, diesen Konzentrationsgradienten folgend, vom Ort der Aufnahme zu den Orten des Verbrauchs fließen. Der Stoffwechsel erzeugt also eine gesetzmäßige, gerichtete Flüssigkeitsbewegung (Abb. 24)! Da im wässrigen kolloidalen Milieu aller lebenden Organismen die Moleküle von einer Hydrat-, also von einer Wasserhülle umgeben sind, erzeugt die Biochemie von Stoffwechsel und Atmung ständig und überall solche gerichteten, gesetzmäßigen Säftebewegungen sowohl intrazellulär wie auch extrazellulär in der interstitiellen Mikrozirkulation. «*Flüssigkeitsströmungen sind ein Urphänomen des Lebens*». (10)

Branko Furst hat eine Fülle von Forschungsergebnissen zusammengetragen, die dieses Urphänomen in verschiedenen physischen Metamorphosen demonstrieren. «Die Tatsache, dass die Blutzirkulation ihren Ursprung in der Mikrozirkulation der Peripherie hat, wird dadurch untermauert, dass die Zirkulation der Dottersackvenen weitgehend unbeeinflusst durch das Herz hindurch fliessen. Diese unveränderten Strömungsmuster sprechen mit hoher Evidenz gegen das Herz als einer Saug- und Druckpumpe.» (11)

*Die Dymamik der Luftbewegung durch Verbrennung*

Die Kräftedynamik dieser primären Blutbewegung kann durch einen weiteren Vergleich anschaulich werden. Nach dem Anzünden eines Ofens saugt die im Ofen aufsteigende heiße Luft durch die offene Ofenklappe Luft aus dem Zimmer an. So entsteht im Raum eine auf die Ofenklappe hin gerichtete Luftströmung. In vergleichbarer Weise saugt die lebendige Verbrennung der inneren Atmung Sauerstoff und Nährstoffe an sich und erzeugt damit die Mikrozirkulation der Säfte als Urphänomen des Lebens.

Vor Arbeitern formuliert Rudolf Steiner diesen Vorgang so: «Nehmen Sie an, ich gehe oder ich arbeite. Da verbrennt in mir die Nahrung ... Dadurch wird das Blut arm an Nahrung. Jetzt, was will das Blut? Das Blut will wiederum Nahrung bekommen. Das Blut reißt gewissermaßen die Nahrung, die der Magen und die Gedärme aufgenommen haben, an sich. Das alles, dieser Lufthunger, dieser Nahrungshunger, das bringt das Blut in Bewegung». (15)

*Das «Stoffwechsel-Gliedmaßen-System» der Amöbe*

Wie eine Amöbe sich durch diesen Prozess zu ihren Nährstoffen hinbewegt, zeigt anschaulich Abbildung 25. Stoffwechselprozess, Flüssig-

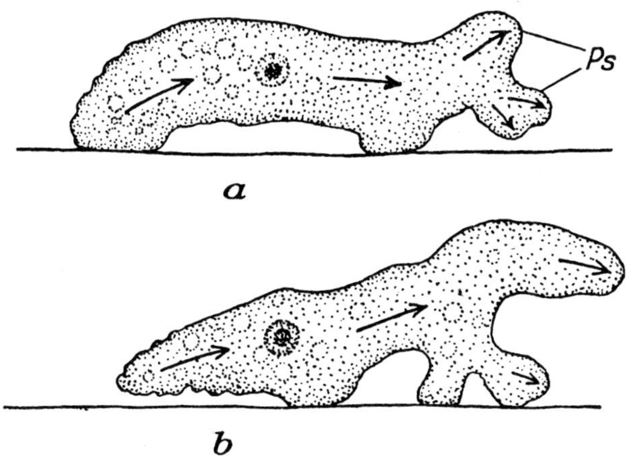


Abb. 25: Schema der «Schreitbewegung» einer Amöbe mit Pseudopodien.
Ps ⟶ Strömungsrichtung des Plasmas. (S. 169; 8)

keitsbewegung und Gliedmaßenbewegung sind noch eine untrennbare Einheit.

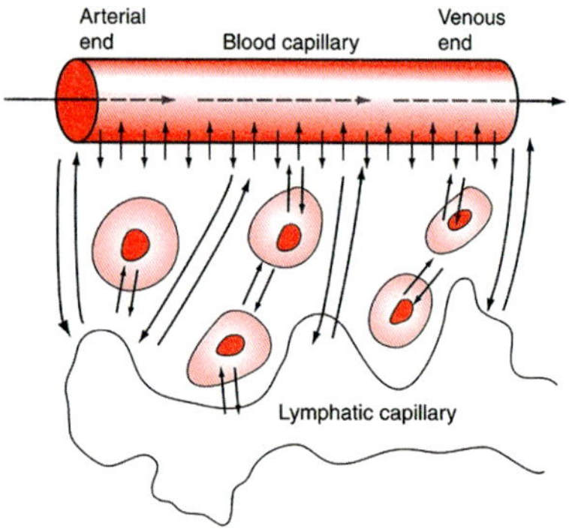


Abb. 26: Diffusion der Flüssigkeit und der gelösten Substanzen zwischen den Kapillaren, der extravasalen Flüssigkeit und dem Zytoplasma der Zellen. (21)

### *Die Kreislauf-Dynamik im Kapillargebiet*

Stoffwechsel und Atmung sind auch für die Flüssigkeitsströmungen im Kapillargebiet des Blutkreislaufs – aus dem arteriellen Gefäß-System *heraus* und in das venöse Gefäßsystem *hinein* – die treibenden Kräfte. (12) Hier bilden sich Konzentrationsgefälle zwischen dem Inneren der Gefäße und der extravasalen Zirkulation: Auf der arteriellen Seite sind Nährstoffe und Sauerstoff im Gefäß höher konzentriert als ausserhalb; der Abstrom nach außen ist die Folge. Umgekehrt bilden die Organe ihre spezifischen Substanzen, z.B. die Schilddrüse ihr Hormon, aber auch die auszuscheidenden Substanzen wie Kohlensäure, Wasser, Harnstoff u.a. Deren Konzentration ist im venösen Schenkel der Kapillaren niedriger konzentriert. Daraus resultiert der Einstrom aus dem Gewebewasser in die venösen Schenkel der Kapillaren. (Abb. 26)

## Wie Leber, Darm und Niere das Blut in Bewegung bringen

### *Die saugende Leber*

Einen wichtigen Beitrag zur Blutbewegung leistet die Leber. Die Eiweiße im Blutplasma werden von der Leber gebildet und üben im venösen Schenkel der Kapillaren auf das Gewebewasser einen starken Sog aus. (Die Bezeichnung «onkotischer Druck», die dafür in den Physiologie-Büchern verwendet wird, ist irreführend, da es sich um einen Sog handelt). Die Leber saugt also durch ihre Eiweißsynthese das extravasale Gewebewasser in die venöse Strombahn und ist eine wichtige Kraft-Komponente des mittleren venösen Füllungsdrucks. Klinisch erscheint bei Leberkranken oder bei Unterernährung die verminderte Eiweißsynthese deswegen als Eiweißmangelödem, also als Zirkulations-Störung.

### *Der saugende Darm*

Auch die Resorptionstätigkeit der *Darmschleimhaut* saugt ständig Flüssigkeit in die venösen Gefäße. Ein an Wasser verarmtes Kamel kann z.B. in 10 Minuten bis zu 33 % seines Körpergewichts an Wasser aufnehmen (ca. 20 Liter pro Minute). Dabei wird das venöse System von der Darmschleimhaut, die das getrunkene Wasser aufsaugt, geflutet. (16)

### *Die saugenden Nieren*

Die *Nieren* saugen in 24 Stunden 172 Liter Ultrafiltrat in den venösen Kreislauf zurück, also ca. 7 Liter pro Stunde oder 120 ml pro Minute.

Diese Beispiele zeigen, wie die mit hohem Energieaufwand von Stoffwechsel und Atmung betriebenen Lebensleistungen von Leber, Darm und Nieren in die «mean circulatory filling pressure», also in den mittleren Füllungsdruck des venösen Rückstroms zum Herzen eingehen. (17)

### *Muskelbewegung und Blutbewegung*

Denkt man die Phänomene der peripheren Zirkulation zu Ende, dann zeigt sich: Es sind große Volumen, die durch die vielen «Mikro»-Zirkulationen im extravasalen Gewebe den venösen Kreislauf füllen; für das Herz werden sie zur «Vorlast», die es bewältigen muss. Die weitaus stärkste Steigerung des zirkulierenden Volumens erzeugt aber der Stoffwechsel der sich bewegenden Muskeln, weshalb das Maß, in dem der Herzkranke im *Gehen* beeinträchtigt ist, die Herzschwäche unmittelbar spiegelt.

## Die Dynamik der Makrozirkulation in der Peripherie

Machen wir uns nun im Blick auf das gesamte Kreislaufgeschehen klar, was es heißt, dass die Blutbewegung in den Gefäßen des Kreislaufs mit 10–30.000 Milliarden Kapillaren in dieses vom Leben bewegte «Meer» des extravasalen Gewebewassers übergeht (Abb. 27). Es entsteht dadurch ein Aus- und Einstrom von *50 bis 80 Liter Flüssigkeit pro Minute*, nach einem anderen Autor von 100 Liter pro Minute! Das ist das 10- bis 20-fache der Blutbewegung im Gefäßsystem (5 Liter pro Minute)! (18–22)

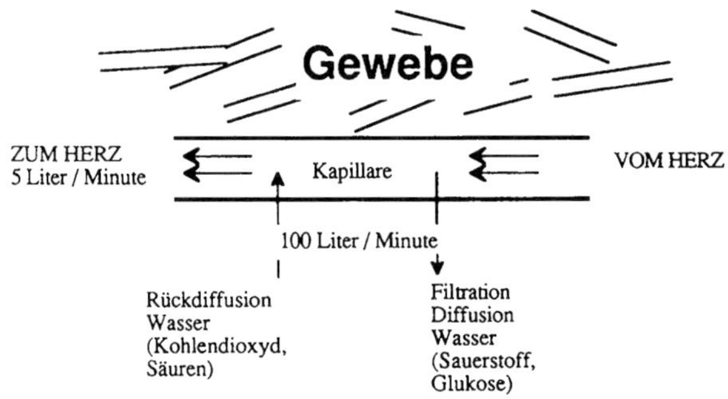


Abb. 27: Bei einem 70 kg wiegenden Erwachsenen mit 30.000 Milliarden Kapiallaren ergibt sich im gesamten Organismus eine periphere Strömung von 50 bis 100 Liter pro Minute. (28)

Ein einfacher Vergleich soll dem Leser helfen, diese erstaunliche Strömungsdynamik in der Peripherie zu begreifen, die als solche nicht mehr sinnlich beobachtbar, aber aus experimentellen Messungen berechnet wurde. Stellen wir uns vor:

Ein Zug fährt von München nach Hamburg. Im Zug sitzen 100 Fahrgäste. An jeder der 20 Haltestellen steigen 50 Fahrgäste aus und 50 steigen ein. Das ergibt eine «Fahrgäste-Bewegung» von 2000 Fahrgästen pro Fahrt. Im Zug sitzen aber immer nur 100 Fahrgäste, 20-mal weniger. In derselben Zeit, in der sich *im Zug* 100 Fahrgäste bewegen, bewegen sich an den «Kapillaren» der Haltestellen 2000 hinaus und hinein. Die «Population» der Fahrgäste hat sich von der Abfahrt in München – dem linken Herzen – bis zum Ausstieg in Hamburg – dem rechten Herzen – in ihrer Zusammensetzung erheblich verändert. – Die vom Mikroskop aus so genannte «Mikrozirkulation» ist also kreislaufphysiologisch die «Makrozirkulation», was sich auch aus der Berechnung der räumlichen Dimensionen ergibt: Der Gesamt-Querschnitt der peripheren Gefäße beträgt das 500- bis 800fache des Durchmessers der Aorta. Die innere Oberfläche, mit der das Blut in diesen Gefäßen in Kontakt kommt, beträgt 800 bis 1000 $m^2$. Man hat die extravasale Flüssigkeit auch das «weiße Blut» genannt, um die funktionelle Einheit mit dem intravasalen farbigen Blut zu kennzeichnen.

*Was zeigt eine vom Chirurgen entnommene Niere?*

Die primäre Blutbewegung in den Organen als das *Urphänomen ihres Lebens* hat ein Pionier der anthroposophischen Herzforschung, der polnische Herzchirurg Leon Manteuffel-Szoege, (1904–1973) eindrucksvoll demonstriert: Entnimmt der Chirurg eine Niere und durchtrennt die Gefäße, dann fließt Blut aus der warmen, lebensfrischen Niere – aber nur aus den abgeschnittenen *Venen*. Aus ihren *Arterien* tritt kein Blut aus, sondern *man sieht das Blut in die Arterie hinein verschwinden.* (23)

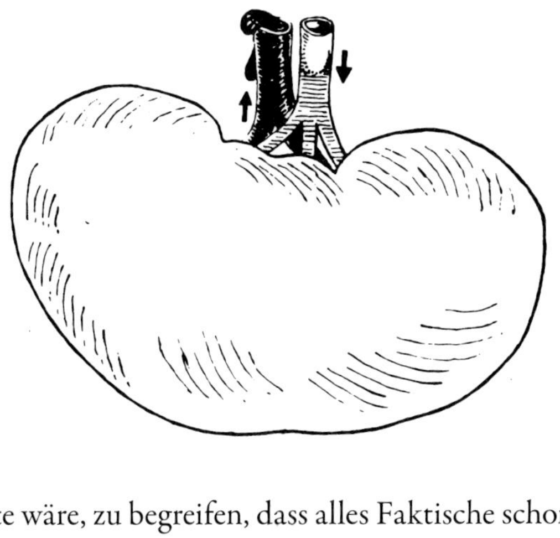

Abb. 28: Schematische Zeichnung einer Niere unmittelbar nach der chirurgischen Entnahme. Aus Manteuffel (23)
Hell: Arterie
Dunkel: Vene

«Das Höchste wäre, zu begreifen, dass alles Faktische schon Theorie ist … Man suche nur nichts hinter den Phänomenen, sie selbst sind die Lehre». (24) Diese Lehre ist in der Kreislaufphysiologie bekannt als:

## Die Autonomie der Organdurchblutung

«Ein, wenn nicht *das* Grundprinzip der Funktion des Kreislaufs, ist die Fähigkeit jedes Organgewebes, seine eigene Durchblutung gemäß seiner Stoffwechselbedürfnisse zu bestimmen» (Übersetzung A. H.). («One of the most fundamental principles of circulatory function is the ability of each tissue to control it's own local blood flow in proportion to it's metabolic needs»). (25)

Man denke sich ein beliebiges durchblutetes Organ, eine Niere, ein Muskel, eine Drüse oder eine Gehirnpartie:

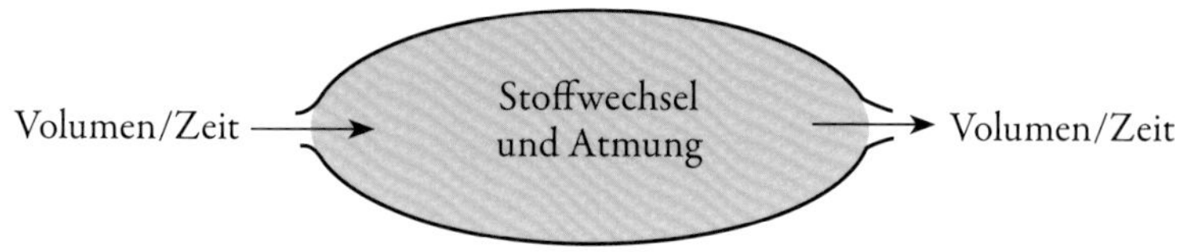


Abb. 29

Die Stärke der Blutbewegung (Volumen/Zeit), die durch dieses Organ strömt, hängt von der Intensität des Stoffwechsels, vom Umsatz ab. Keine «Pumpe» kann die Durchblutungsmenge dieses Organs steigern! – Wenn die Organe ihre Durchblutung autonom regulieren, dann folgt daraus: «The venous return to the heart is the sum of all the local blood flows through all the individual tissue segments of the peripheral circulation ... Therefore, it follows, that cardiac output regulation is the sum of all the local blood-flow regulations ... When one states that cardiac output is controlled by the venous return, one means that *it is not the heart itself that is the primary controller of the cardiac output.* Instead, it is the various factors of the peripheral circulation that affect the flow of blood into the heart from the veins, called venous return, that are the primary controller». (26) Auf Deutsch:

«Wenn man feststellt, dass das Herzzeitvolumen vom venösen Rückstrom abhängt (kontrolliert wird) dann sagt man damit, dass *das*

*Herz selbst keinen primären Einfluss auf das Herz-Zeitvolumen hat.* Vielmehr sind es die verschiedenen Faktoren der peripheren Zirkulation, die den venösen Rückstrom, den ‹venous return› beeinflussen, von denen primär das Herz-Zeit-Volumen abhängt». (Übers. A.H.) Damit hat Guyton ausgesprochen, was Rudolf Steiner bereits 1921 vor Ärzten darstellte: «Dieses Herz des Menschen ist ganz aus der Gewebeflüssigkeit heraus gebildet und seine Tätigkeit ist nichts anderes als der Reflex der inneren Tätigkeit der Gewebeflüssigkeit.» (27)

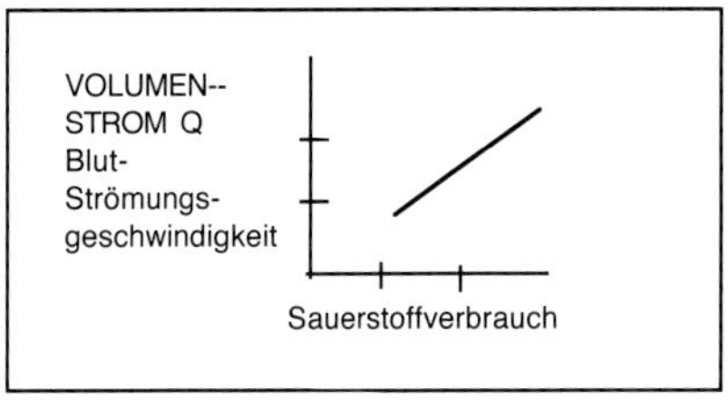


Abb. 30: Der Volumenstrom folgt linear dem Sauerstoffverbrauch (31)

## *Klinische Befunde, die der Pumpen-Theorie widersprechen*

An einer Reihe von Befunden zeigte Guyton, inwiefern das Herz als ein «sekundäres Organ» in die Blutbewegung eingeschaltet ist. (29)

Der Blut-Volumen-Strom pro Zeit korreliert linear dem Verbrauch an Sauerstoff in der Atmung. Der Sauerstoffverbrauch ist wiederum eine Kenngröße der Stoffwechseltätigkeit des Organismus als Ganzem. Die Abbildung 30 ist also ein mathematischer Ausdruck dafür, wie die Herzfunktion die Peripherie spiegelt. (28)

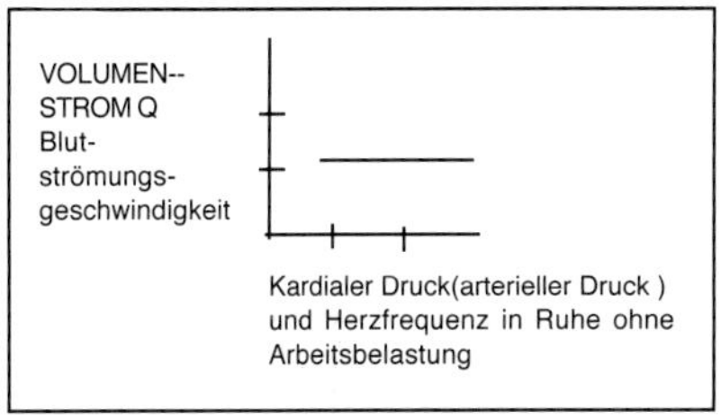


Abb. 31: Ohne Arbeitsbelastung bleibt der Volumenstrom gleich groß, obwohl Blutdruck und Herzfrequenz ansteigen (32)

Wenn man am liegenden Patienten ohne Ergometer-Belastung die Herzfrequenz über einen Herzschrittmacher künstlich steigert, resultiert daraus keine Steigerung des zirkulierenden Volumens, was man von einer Pumpe erwarten würde. In Ruhe reduziert sich nämlich das Schlagvolumen umgekehrt proportional zur Frequenz, so dass das Herzzeitvolumen konstant bleibt. (Abb. 31)

Erst wenn der Patient am Fahrradergometer belastet wird, erzeugt der gesteigerte Muskelstoffwechsel eine Steigerung des Volumenstroms mit der entsprechenden Anstieg der Herzfrequenz. (Abb. 32)

Wenn man bei Patienten mit *künstlichem Herzen* den Blutdruck in Ruhe erhöht, nimmt die Strömungsgeschwindigkeit (Volumen/Zeit) nicht zu, sondern sie nimmt im Gegenteil ab. (Abb. 33) (28)

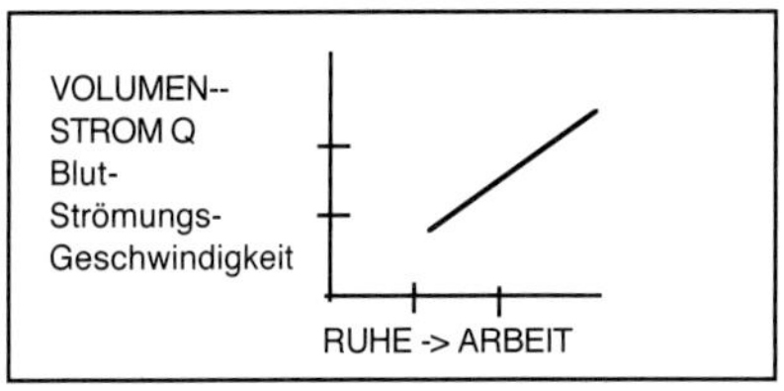


Abb. 32: Nimmt die Herzfrequenz bei Arbeitsbelastung zu, nimmt auch der Volumenstrom zu (32)

Abb. 33:
SBP = systolischer Druck
DBP = diastolischer Druck
CO = Herz-Zeit-Volumen
Man sieht, dass ein von der implantierten Pumpe künstlich gesteigerter arterieller Druck jeweils zum Abfall der Stromstärke führt. (33)

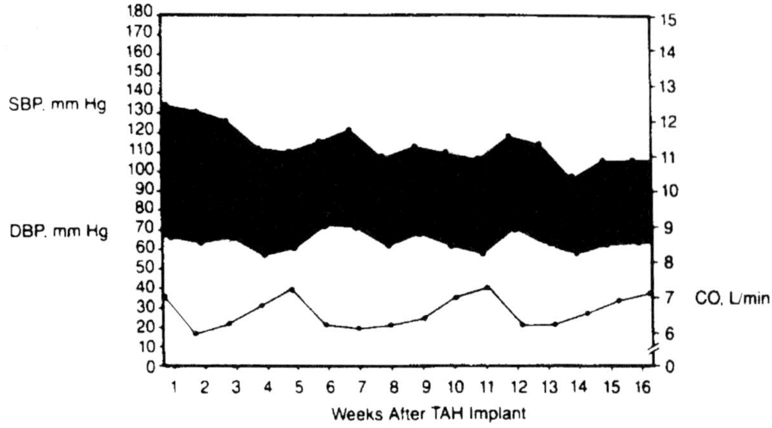


Wenn man über die *Herz-Lungen-Maschine* während einer Herzoperation versucht, durch die maschinelle Pumpe das zirkulierende Volumen zu steigern, kollabieren die Venen durch Steigerung des Sogs. (33)

Weitere Phänomene, die aus der klinischen Erfahrung bekannt sind und die der Pumpentheorie widersprechen:

- Ein *Herzstillstand* führt zu schlagartigem Anstieg des zentralen Venendrucks.
- Bei einer *Sepsis,* die als Entzündung ebenfalls mit einer Steigerung des Stoffwechsels und der Atmung in den Geweben einhergeht, kann sich das Herz-Zeit-Volumen verdoppeln bei gleichzeitig fallendem Blutdruck. (34)

## *Was sagt die Hand über das Herz?*

Wir tasten täglich den Puls unserer Patienten an der Arteria radialis. Deren Blut durchströmt die Hand bis in Millionen von Kapillaren um sich ins Gewebewasser von Haut, Muskeln, Knochen und Nerven zu ergießen. 40 % des Blutvolumens verlassen das arterielle System ins Gewebe. Von dort strömt das im Stoffwechsel verwandelte Gewebewasser in die Venenströmung zurück. Einige dieser Handvenen treten deutlich sichtbar auf dem Handrücken in Erscheinung. Betrachten wir sie an einer Hand, die unterhalb der Herzhöhe abgelegt ist. Was sehen wir? Die Venen zeichnen sich unter der Haut dunkelblau und plastisch hervortretend ab. Ein ruhendes Bild. Was würden wir erwarten, wenn das Herz als eine Pumpe die Ursache der Blutbewegung im Kreislauf wäre? Müssten sich an den Venen nicht die Druckwellen des arteriellen Pulses in die Venen fortsetzen? Wir sehen mit Augen, dass hinter der Venenfüllung ganz andere Kräfte wirken als der Druck des Herzens. Als eine der notwendigen Bedingungen spielt der arterielle Druck in den Kapillaren eine Rolle. Aber nicht als Ursache.

Die Pumpen-Theorie, insofern sie behauptet, dass der systolische Druck des linken Herzens die primäre Ursache der Blutbewegung sei, dass das Herz also als Saug-Druck-Pumpe das Blut im Kreislaufsystem mechanisch in Bewegung setze – sie wird also durch eine Fülle von Tatsachen widerlegt. Sie ist einfach deshalb falsch, weil die Peripherie des Kreislaufs *nicht* geschlossen ist. Für die Hämodynamik des Kreislaufs ist, wie wir gesehen haben, gerade *derjenige* Teil des Blutvolumens ausschlaggebend, der das Gefäßsystem *verlässt und wieder eintritt,* nicht der Teil, der im Kreislauf unmittelbar ins Venensystem übergeht. Viele bisher aufgeführte Tatsachen zeigen, dass die *arterielle Zirkulation*, die lediglich 15 % des Kreislaufvolumens ausmacht, ein sekundäres Phänomen ist.

### *Ist das Herz eine Pumpe?*

Nachdem der Kardiologe Christoph Rubens die hier entwickelten Anschauungen in der Eugen-Kolisko-Akademie gehört hatte, regte er ein Symposium an mit dem Thema: «Ist das Herz eine Pumpe?» Es fand im Gemeinschaftskrankenhaus Havelhöhe in Berlin statt. (35) Dabei zeigte er ein Video, auf dem man Folgendes sehen konnte: An einem narkotisierten Säugetier wurde durch eine kardioplegische, also die Reizleitung des Herzens lähmende Lösung, Kammerflimmern und ein diastolischer Herzstillstand erzeugt. Beim Eintritt des Kammerflimmerns sah man, wie das Herz stark anschwoll und bedeutend an Größe zunahm. Eindrucksvoller konnte man die Frage: «Ist das Herz eine Pumpe?» nicht ins Bild bringen.

Der Internist Paul Vogler, tätig an der Berliner Charité, fasste kurz vor seinem Tode ins Auge, wie sich die Vorstellung der Herzfunktion auf das Denken und das Lebensgefühl der Studenten und der Ärzte auswirkt. «Wir erkennen heute: das Herz ist wesentlich ein regulierendes Organ ... Kann es beliebig sein, mit welchem Modell einer lebt, mit dem mechanischen der Druck-und Saugpumpe oder mit dem beinahe pflanzlichen Modell, wie es sich aus der modernen Forschung abhebt? Wird sich hier nicht auch das Körper-Erleben und das Lebensgefühl ändern? Lassen sich viele kleine Beobachtungen nicht in ganz anderer Weise verstehen, wenn sie sich keinem System kommunizierender Röhren mehr einpassen müssen, ganz abgesehen von dem Wegfall eines Stückes Preisgegebenheit und einer veränderten Deutung von Soma, Psyche und Kosmos?» (36)

Das ist im Einklang mit Rudolf Steiners Hinweisen, der vor Lehrern ausführte: «Ein Erfassen des Menschen in lebendiger Bewegung führt zur Einsicht, dass das Herz nicht eine Pumpe ist, die das Blut durch den Organismus pumpt, sondern wie der Mensch innerlich lebendig ist und wie auch die Säftebewegung und die Herzbewegung ein Ergebnis dieser Lebendigkeit sind. ... Wenn man seinen Geist in diesem Sinne trainiert und dadurch einen starken Kontakt (zum Kind) erzeugt, kommt dieser Geist dazu, gewissermaßen hellsichtig hineinzuschauen in die Individualität des Kindes.» (37)

## Das linke Herz im arteriellen System

Tritt in einem System flüssiger Strömungen Druck auf, dann stellt sich die Frage:

- ist der Druck *Folge* der Strömung wie an einem Staudamm –
- oder ist der Druck die *Ursache* der Strömung wie bei einer Pumpe, die einer ruhenden Flüssigkeit ihre mechanische Bewegung aufzwingt?

In flüssigen Strömungen entsteht Druck durch den Widerstand, der sich der Strömung entgegensetzt.

Druck = Volumen/Zeit x Widerstand

Im arteriellen System sind es vor allem die kleinen Arterien und die Arteriolen, die der Strömung Widerstand entgegensetzen. Die Muskelkraft des linken Ventrikels überwindet ihn und baut den systolischen Druck auf. Die Energie für diese Muskelleistung entstammt aber der Durchblutung des Herzmuskels in der Diastole durch die Herzkranzgefäße. Die Lebensbewegung des Niederdruck-Systems, mit der das Herz aus der Peripherie angeflutet wird, verwandelt sich durch den Muskelstoffwechsel in die Kontraktion der Systole, die den Widerstand überwindet und den systolischen Druck aufbaut. Die bisherige Darstellung hat gezeigt, dass dieser Druck nicht die mechanische Ursache der Blutbewegung ist, sondern sich in der Evolution als eine *notwendige Bedingung* der Blutbewegung sekundär entwickelt hat. Schauen wir uns diese Entwicklung genauer an.

### *Die Entwicklung des Blutdrucks in der Evolution der Tiere*

Bei *wirbellosen Tieren* finden wir sehr niedrige Blutdruckwerte (mmHg.). In der Reihe der Wirbeltiere steigt der Blutdruck kontinuierlich an:

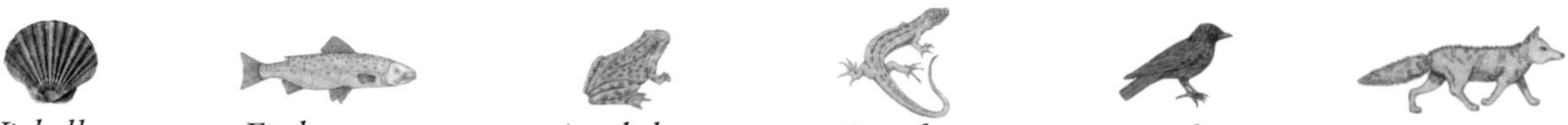

| *Wirbellose* | *Fische* | *Amphibien* | *Reptilien* | *Vögel* | *Säugetiere* |
|---|---|---|---|---|---|
| Hummer 8,5 ;<br>Teichmuschel 2,5 ;<br>Octopus 40 | Zitterrochen: 16/14,<br>andere Fischarten:<br>37 vor und 8<br>nach den Kiemen. | Salamander: 22/12,<br>Frosch: 32/19. | Schildkröte 30/26,<br>Schlange: 70/?. | Huhn:<br>150/120 .<br>Kanarienvogel:<br>220/154. | Katze: 110/80,<br>Hund: 156/100;<br>Rind: 134/88,<br>Pferd: 190/120. |

Abb. 34: Arterieller Blutdruck in der Evolurtion der Tiere. Messwerte in mmHg. (38, 39)

Der Vergleich dieser Messwerte zeigt, wie der Blutdruck im Verlauf der Evolution insgesamt ansteigt. Wir stellen nun der Phylogenese die Ontogenese gegenüber.

*Der Anstieg des arteriellen Blutdrucks in der Ontogenese des Menschen*

Beim menschlichen Neugeborenen sind Blutdruckwerte um 80/45 mmHg normal. (39) Beim erwachsenen Menschen wären diese Werte Symptome eines bedrohlichen Kreislaufversagens. Erst mit 10 bis 12 Jahren erreicht das Kind die Blutdruckwerte des Erwachsenen von 120/80 mmHg. Im höheren Alter steigt der Blutdruck dann physiologisch weiter an, in den Bereich um 180/100 mmHg (ohne medikamentöse Behandlung) und darüber.

| Neugeborenes | Erwachsener (ab 12 J.) | Greisenalter |
|---|---|---|
| 80/45 mmHg | 120/80 mmHg | 180/100 mmHg |

So zeigt sich auch hier: In der Ontogenese des Menschen und in der Phylogenese der Wirbeltiere lebt derselbe Typus. Es ist dasselbe Geheimnis, das sich oben gezeigt hat, als wir die Blutbewegung des Kreislaufs als eine Wiederholung der Kreislaufentwicklung in der Phylogenese der Wirbeltiere erfasst hatten. Der Typus der Wirbeltiere, den wir auch den geistigen «Urmenschen» nennen können, verkörperte sich in Jahrmillionen in denselben physisch-lebendigen Gesetzmäßigkeiten und Kräften wie der gegenwärtige, individuelle Mensch im Laufe seines Lebens. Was im «Buch der Natur» die Evolution des Menschen ist, das schildert aus einem alten Wissen heraus das «Buch der Offenbarung». Das Alte Testament spricht imaginativ von der «Vertreibung Adams aus dem Paradies». «Adam» oder «Adam Kadmon» ist der Name für den geistigen Urmenschen, den wir als Typus aus seinen Metamorphosen in der Evolution der Tiere erfassen, als die lebendige schaffende Idee, die sich in Stufen der Steigerung immer mehr offenbart, bis sie sich ihrer selbst bewusst als «Ich» erkennt. – Diese «Vertreibung aus dem Paradies» oder «Inkarnation» wiederholt sich im Lebenslauf im Kleinen aber auch funktionell jeden Morgen im Erwachen aus dem Schlaf. Deshalb steigt der Blutdruck beim Gesunden im Erwachen an im Einschlafen sinkt er ab.

## Das Erwachen und der arterielle Blutdruck

Bekanntlich erhöht sich der arterielle Blutdruck bei *Erregung, Angst und Stress* über die normalen Mittelwerte. Das zeigt, wie eng der arterielle Blutdruck mit dem Bewusstseinszustand zusammenhängt. In diesem Sinne ist der niedrige Blutdruck des Säuglings ein funktioneller Ausdruck seiner langen Schlafphasen wie auch im Greisenalter die erhöhten Blutdruckwerte mit der Verkürzung der Schlafzeit im hohen Alter zusammenhängen.

Vergleichen wir nun die Entwicklungsphänomene des arteriellen Blutdrucks mit der Phylogenese des Zentralnervensystems.

**Phylogenese des arteriellen Blutdrucks** (s. Abb. 34)

| *Fische* | *Amphibien* | *Reptilien* | *Vögel* | *Säugetiere* | *Mensch* |
|---|---|---|---|---|---|
| 16/14 | 22/12 | 30/26 | 150/120 | 110/80 | 120/80 |
| 37/8 | 32/19 | 70/26 | 220/154 | 156/100 | |
| | | | | 190/120 | |

**Ontogenese des arteriellen Blutdrucks**

| *Neugeborenes* | *Kind* | *Erwachsener* | *Greis* |
|---|---|---|---|
| 80/45 | 100/70 | 120/80 | 180/120 |

**Bewusstseinszustände und arterieller Blutdruck**

| *Schlaf* | *Wachen* | *Erregung im Stress* |
|---|---|---|
| 100/60 | 120/80 | 190/110 |

An dieser Zusammenschau ist abzulesen: Die Entwicklung des arteriellen Blutdrucks korreliert in der Phylogenese und in der Ontogenese mit der Entwicklung des Bewusstseins, d.h. mit der Entwicklung des zentralen Nervensystems und seiner Aktivität.

Die Steigerung des Wachbewusstseins ergreift über die Gefäßnerven die Arteriolen und verengt sie, wodurch sich der Widerstand erhöht. Der arterielle Blutdruck spiegelt also in allen drei Prozessen die zunehmende Verkörperung des Astralleibs. Man vergleiche dazu (S. 50) Rind und Pferd sowie Huhn und Kanarienvogel. Was sich hier als Steigerung des Gesangsvermögens darstellt, spiegelt sich im arteriellen Blutdruck: die Intensität des Astralleibs.

*Der hohe Blutdruck der Vögel*

Warum zeigen Vögel derartig hohe Blutdruckwerte, die dann bei Säugetier und Mensch wieder abnehmen? Im Vogeltypus der Wirbeltiere dominiert in extremer Weise die Nerven-Sinnes-Organisation des Kopfes über die Herzkreislauf- und Stoffwechsel-Organisation. Die Augen erreichen im Verhältnis zum Gehirn sehr große Ausmaße, wohingegen das «Maul» als das Stoffwechselorgan des Kopfes zum trockenen Schnabel verkümmert (41).

Die Lernfähigkeit in der Imitation von Melodien erreicht bei Singvögeln vielfach Leistungen, zu denen Menschen nur bei musikalischer Begabung in der Lage sind. (42) Im Skelettbau des Vogels zeigt sich, wie die Rippen des Brustkorbs zu einem festen Käfig durch knöcherne Querstreben versteift sind. Darin zeigt sich der Typus der verwachsenen Schädelknochen. Die Gliedmaßenknochen enthalten Luftsäcke, die beatmet werden. Darin setzt sich der Kopf-Typus der durchlüfteten Nasennebenhöhlen bis in die Oberarme und Oberschenkel fort. Sowohl die äußere Körperform wie seine Flugfähigkeit verdankt der Vogel extrem ausdifferenzierten, nach außen gewachsenen Anhangsorganen der Haut, dem Federkleid. Die Haut, die den Vogel in der Luft auf seinen Schwingen trägt, entstammt dem Ektoderm, wie seine Sinne und sein Gehirn. Bei solcher Dominanz des Kopftypus und damit des Wachbewusstseins wird der hohe Blutdruck der Vögel verständlich.

## Das linke Herz und die Blutbewegungen

Wir haben die Entwicklung des arteriellen Blutdrucks anhand folgender Phänomene betrachtet:

- phylogenetisch bei den Wirbeltieren;
- ontogenetisch beim Menschen
- im Greisenalter
- durch Erregung und Stress
- beim Vogel im Vergleich zu Säugetieren und Mensch

Diese Befunde zeigen übereinstimmend: Der Kopf-Typus, der im Bewusstsein Wachheit vermittelt, greift Widerstand erzeugend in die Blutbewegung ein und steigert so den Widerstand. (43) Diesen muss das linke Herz überwinden, woran es seine starke Muskulatur entwickelt.

Darm, Leber, Lunge und Muskulatur, die über Ernährung, Atmung und Bewegung unmittelbar in die Naturprozesse der Umgebung eingegliedert sind, erzeugen die *primäre Blutbewegung*. Sie staut sich funktionell am Widerstand, den das Bewusstsein über die Nerven-Sinnes-Prozesse den Aufbaukräften des Blutes entgegenstellen; und sie überwindet im Stoffwechsel des Myokards diesen Widerstand. Die damit erzeugte *sekundäre Blutbewegung* des arteriellen Systems steht im Zusammenhang mit der Gehirn- und Lungenentwicklung. Die Schädeltiere sind die Tiere, die ein Herz entwickeln, das nach R. Steiner die Funktion hat, «vom oberen Menschen aus den unteren Menschen wahrzunehmen» (44).

Dass der linke Ventrikel des Herzens systolisch den Druck im arteriellen Widerstand aufbaut, hat R. Steiner meines Erachtens nie bezweifelt. Wie aufgezeigt, wollte er darauf hinweisen, dass dieser Druck nicht die Ursache, sondern lediglich eine *notwendige Bedingung* für die Blutbewegung im Kreislauf ist. Der Unterschied von einer «notwendigen *Bedingung*» und einer «*Ursache*» ist hier keineswegs trivial sondern von entscheidender Bedeutung. Dafür ein einfaches Beispiel. Die Ursache der «Menschen-Zirkulation» in einer Bäckerei ist der Hunger der Kundschaft. Wenn ein Kunde ein heute bestelltes Brot nicht abholt, dann kann das zwei verschiedene Gründe haben. Entweder hatte der Kunde keinen Hunger auf dieses Brot, oder ihm ist auf dem Weg in die Bäckerei das Benzin im Auto ausgegangen. Das Benzin für seine Bewegung in die Bäckerei ist eine notwendige Bedingung; die Ursache seiner Bewegung in die Bäckerei ist sein Brotbedarf. Die Folge ist für die Wahrnehmung des Bäckers aber in beiden Fällen dieselbe. Beide Vorgänge – der fehlende Hunger und das fehlende Benzin im Tank – führen zu demselben Befund*: Das Brot bleibt liegen, der Kunde erscheint nicht*! Ob hier die *Ursache* seiner Besuche oder eine der notwendigen *Bedingungen* ausgefallen ist, erfordert weitere Nachforschung.

Dieses Beispiel können wir nun auf einen Patienten im Kreislaufschock ohne Herztätigkeit anwenden. Dem Schockzustand kann ein Volumenmangel durch Blutverlust zugrunde liegen; oder es kann ein Herzinfarkt vorliegen. Die primäre Blutbewegung und die sekundäre im Herzen führen von außen gesehen zum gleichen Ergebnis. Dies verführt dazu, die Tätigkeit des linken Herzens als «Ursache» der Blutbewegung zu interpretieren.

Für einen erhöhten Blutdruck müsste die Pumpentheorie als Ursache eine übersteigerte Kontraktion des linken Ventrikels annehmen – was noch niemand behauptet hat. Stattdessen wird die kongestive Kardiomyopathie – also der verdickte hypertrophierte Herzmuskel in der linken Kammer – als Folge des erhöhten Blutdrucks betrachtet. Die Therapie setzt deshalb an der Peripherie an mit Entwässerung und Erweiterung der Gefäße.

### *Herzmassage und künstliches Herz*

Wenn ein Herzinfarkt zum Kreislaufstillstand führt, dann versucht der Notarzt durch die Herzmassage die notwendige Bedingung, dass der Widerstand der Peripherie überwunden wird, zu erfüllen. Das gleiche gilt für die assistierenden Pumpen, die Patienten mit schwerer Herzinsuffizienz heutzutage in ihrer Wartezeit auf eine Herztransplantation eingebaut erhalten. (45) Sie unterstützen die notwendige Bedingung des systolischen arteriellen Druckes. Sie beweisen aber nicht, wie mancher denken mag, dass das Herz als Pumpe für die Blutbewegung funktioniert.

## Der Hydraulische Widder als Modell der Herzfunktion

Rudolf Steiner hat der Pumpen-Theorie des Herzens nicht aus der Sicht des Geistesforschers, sondern als Naturwissenschaftler widersprochen. Als solcher vertrat er die Auffassung, dass aus den damals vorliegenden Befunden falsche Schlüsse gezogen wurden. Was Guyton später gezeigt hat (s.o.), wollte Steiner am Modell des Stoßhebers (Hydraulischer Widder) veranschaulichen. Didaktisch stand dahinter vermutlich auch die Absicht, Gleiches mit Gleichem «zu behandeln». Wenn die Ärzte mit einer Maschinen-Vorstellung leben, so mag sich Steiner gedacht haben, kann diese falsche Vorstellung am einfachsten und gründlichsten mit einer Maschinen-Vorstellung «geheilt» werden, die im Gegensatz zur Pumpe der physischen Tatsache eines offene Systems entspricht. Der Hydraulische Widder ist eine von den Gebrüdern Montgolfier erfundene Wassermaschine, die früher im Gebirge hochgelegene Häuser aus tiefer gelegenen Quellen – ohne zusätzlichen Energieverbrauch! – mit Wasser versorgte (Abb. 36). Steiner bezog sich auf eine Arbeit des Arztes Dr. Karl Schmid aus der Wiener Medizinischen Wochenschrift (46):

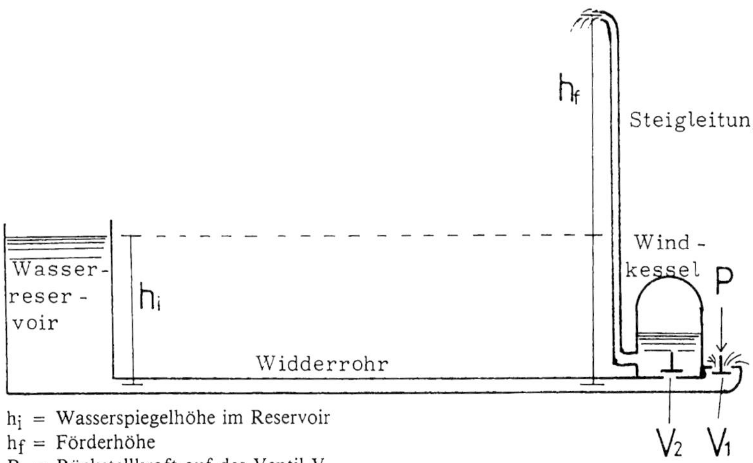


$h_i$ = Wasserspiegelhöhe im Reservoir
$h_f$ = Förderhöhe
P = Rückstellkraft auf des Ventil $V_1$

Abb. 35: Schema des hydraulischen Widders. (46)

«Von einem Quellanfang führt ein starkes Eisenrohr mit ziemlichem Gefälle abwärts. Das Ende des Rohres ist verschlossen; kurz davor ist an der oberen Seite der Auslauf von der Weite des Rohres mit einer Klappe darunter. Nahe vor dem Auslauf hat das Hauptrohr eine kleine Öffnung, auf der das Steigrohr aufgesetzt ist. Wie nun das Wasser das Rohr durchströmt und beim Auslauf abfließt, reißt es durch Reibung die Klappe mit und schließt schlagartig den Auslauf. Die ganze in Bewegung befindliche und nun plötzlich aufgehaltene Wassersäule übt einen heftigen Stoß aus auf das Rohr und die Klappe, der sich in der inkompressiblen Flüssigkeit nach allen Richtungen fortpflanzt und das Wasser in das Steigrohr hinauftreibt. Im Endstück des Widder-Rohres geht die Strömung zurück, die Klappe sinkt durch ihr eigenes Gewicht herab, durch den wieder geöffneten Auslauf fließt neues Wasser nach, reißt die Klappe mit, schließt sie, und der Vorgang wiederholt sich in rascher Folge.» (48)

Der Druck wird auf ein Luftkissen (Windkessel) übertragen, der den nachfolgenden Druckabfall im Steigrohr ausgleicht. Wasser kann so bis zur 25-fachen Höhe des Gefälles zwischen Quelle und Widder hinaufgeschickt werden. (Abb. 35, 36)

Man hörte früher den Rhythmus solcher Widdermaschinen weithin in den Alpentälern.*

Der Widder setzt der vorhandenen Strömung eines Flusses Widerstand entgegen. Der erzeugte Staudruck ist Folge der Strömung am Widerstand und nicht Ursache. Das ist der Kern von Steiners Hinweis auf dieses Herzmodell:

| *Pumpe:* | *Hydraulischer Widder:* |
|---|---|
| Druck als Ursache der Strömung | Druck als Folge der Strömung |

## Der hydraulische Widder im Wasserkreislauf der Natur

Es lohnt sich, diesen Hydraulischen Widder im Zusammenhang mit dem Wasserkreislauf der Natur, in den er hineingebaut wurde, vor Augen zu führen:

* Norbert Samweber besitzt eine historische Sammlung von hydraulischen Widdern und man kann im Internet durch die Präsentation von Herstellern die Funktionsweise hydraulische Widder beobachten. Die Firma Wenger, Stockach am Bodensee, stellt Modelle für Lehrzwecke im Unterricht her: Wenger@Lehrmittel.de

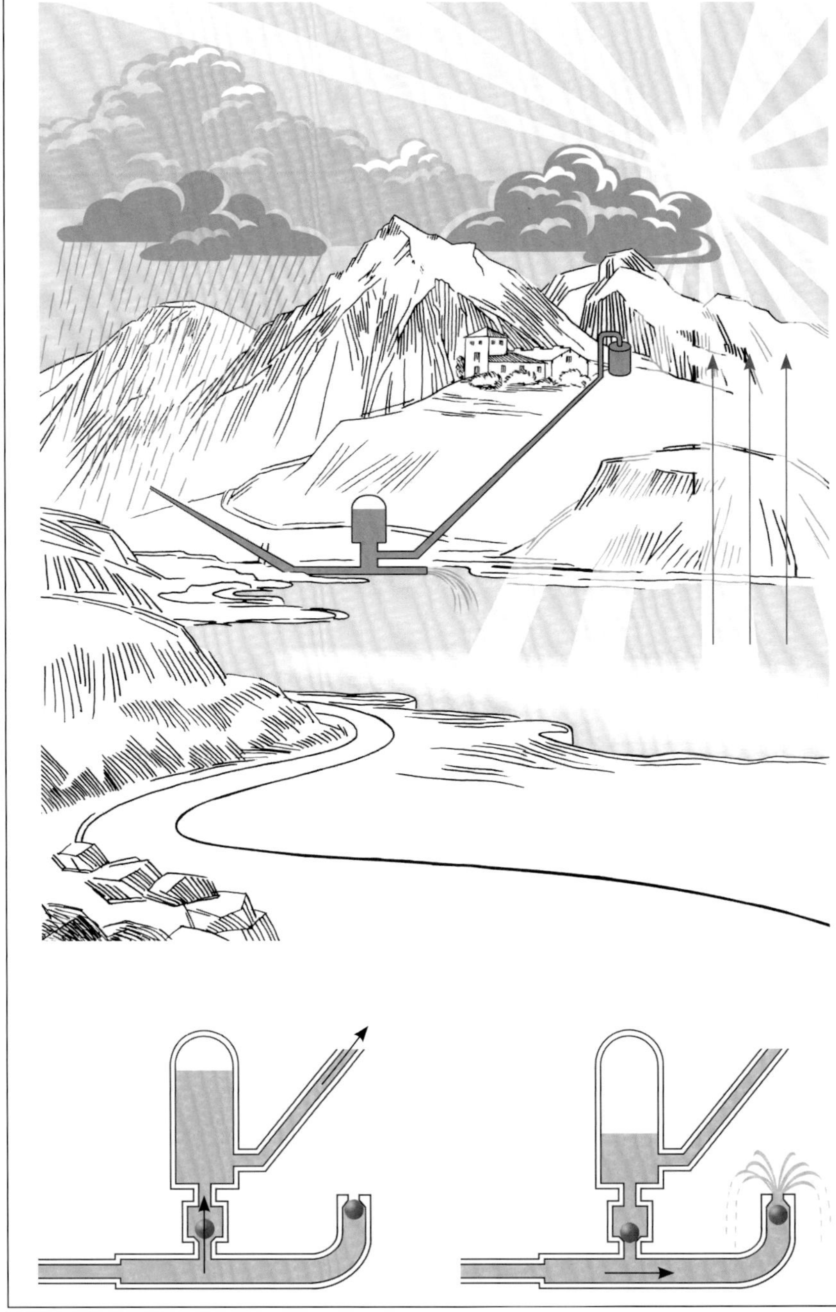

Abb. 36: Der hydraulische Widder im Wasserkreislauf der Natur. (Zeichnung: B. Kammerer)

Der Fluss strömt ins Meer. Das Meerwasser verdunstet durch die Sonne und verdichtet sich zu Wolken. Auch die Winde, die die Wolken vom Meer aus über Land treiben, entstammen der Sonnenwärme. Am Gebirge regnen oder schneien die Wolken ab unter der Einwirkung der Schwerkraft und speisen das Grundwasser, das durch Quellen den Fluss speist. Der Fluss ist Teil des Wasserkreislaufs, dessen Bewegung wir der Sonne verdanken. In diese Bewegung stellt das menschliche Denken eine Maschine hinein, die die Strömung staut und unter Druck setzt.

Dieser Wasserkreislauf der Natur, der durch die Sonnenenergie in der Atmosphäre lebt, trägt das Leben der Natur im gesamten organischen Leben von Pflanze, Tier und Mensch. Im «Mikrokosmos Mensch» entspricht der Wasserkreislauf der extravasalen Makro -Zirkulation des «weißen Blutes». Jeder Fluss in der Natur ist von einem unterirdischen unsichtbaren Netz von langsam fließendem Grundwasser gespeist, das entspricht genau der interstitiellen Mikrozirkulation in Gewebe des Organismus. (s. S. 38) Dem Übertritt ins venöse System bis zum Ende der Diastole im linken Ventrikel entspricht das Fallrohr des Widders.

## Stauphänomene am Herzen

Die Forschung hat eine Reihe von weiteren Belegen für die Staufunktion des Herzens geliefert und wir verdanken Branko Furst, dass er auf diese Bestätigungen von Rudolf Steiners Herzlehre hingewiesen hat. Traditionell wurden die peristaltischen Bewegungen des embryonalen Herzschlauches bisher als Ursache der Blutbewegung gedeutet. Neue hämodynamische Daten und Bildgebungsverfahren in vivo zeigen aber, dass das Blut schneller durch das Herz fließt als sich die peristaltischen Wellen des Herzmuskels bewegen. Und eine *Reihe morphologischer Merkmale* im embryonalen Herzen stellen *Hindernisse* für die Blutbewegung dar und legen nahe, dass das Herz die Blutbewegung unterbricht und bremst. (49) Furst nennt hier den komplexen Vorgang der Schleifenbildung des Herzschlauches sowie die starke Entwicklung von Trabekeln, mit denen sich das Myokard wie mit Bäumchen ins Innere der Herzkammern hinein verzweigt und damit den Oberflächenkontakt, d.h. *die Reibung der Blutströmung, stark erhöht.*

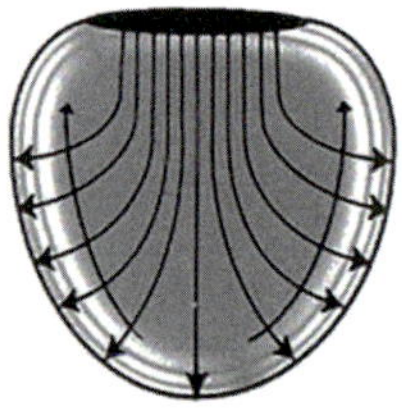

a) Schema der laminaren Phase des Einstroms in der Diastole

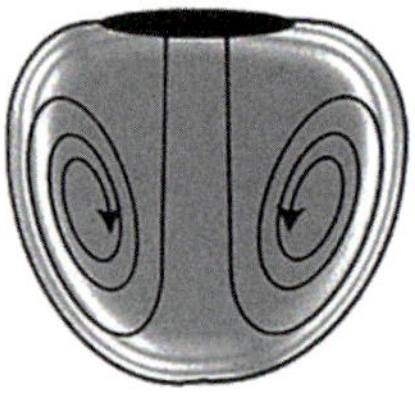

b) Schema der Wirbelphase des Einstroms in der Diastole

Abb. 37 (50)

## Der Wirbel im Herzen

So, wie sich die kinetische Energie durch den schlagartigen Widerstand *in Druck verwandelt,* der Wasser im Steigrohr um ein Vielfaches über das Niveau der Quelle befördern kann, so verwandelt sich das in der Diastole zu Beginn laminar einströmende Blut während der Strömungsumkehr in einen Wirbel, von dessen Sogwirkung das Blut in die Ausstrombahn getragen wird (Abb. 38 u. 39). (49, 50)

Am Ende der Wirbelbildung kommt das Blut, das dem Volumen-Ein-

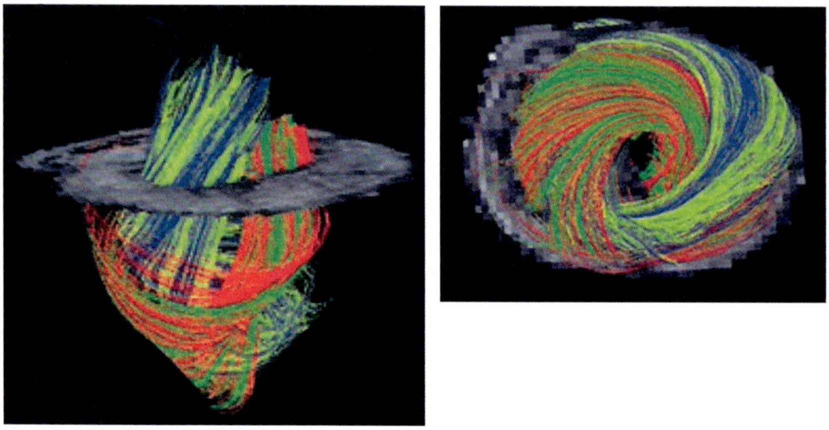

Abb. 38a/b: MRT-Aufnahmen der Blutbewegung im Herzen. (49)

strom in die Kammern aus den Herzkranzgefäßen von außen entgegenströmt, in der Kontraktion der Systole zum Stillstand (im linken Herzen). Diese Perfusion des Herzmuskels von außen verwandelt sich in Muskelkontraktion, die den Widerstand der arteriellen Peripherie überwindet. Beide Prozesse – die Wirbelströmung im Inneren und der koronare Durchblutungs-Stopp in der Systole – sind sekundäre, von der Evolution in die primäre Blutbewegung eingefügte Stauphänomene.

Nach Branko Furst und Ares Pasipoularides ist der Wirbel als eine dissipative Struktur aufzufassen: Sie verwandelt die kinetische Energie bzw. die Bewegungsdynamik des einströmenden Blutes in Wärme, wodurch an der

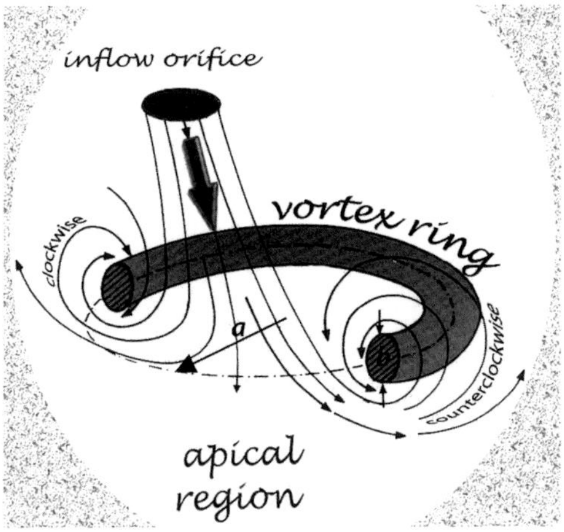


Abb. 39: Geometrisches Schema der Wirbelbildung im Herzen. In der Thermik warmer Aufwinde entstehen ebenfalls solche Wirbel, auf denen sich Adler und Bussarde in die Höhe tragen lassen. (50)

Herzinnenwand der Druck vermindert und das Blut in eine Sogwirkung gerät. Der Wirbel saugt das Blut in die Ausstrombahn!

Im Herzen bilden sich auf diese Weise zwei Arten von Wärme: die Wärme durch den saugenden Wirbel im Innern der Kammern und die Wärme durch die Muskelkontraktion außen im Muskel. Die Wärme in der Muskelkontraktion lebt im Druckaufbau gegen Widerstand. Die in den Wirbeln der Herzkammern entstehende Wärme, die dem Blut Auftrieb verleiht, hat Sog-Charakter. Haben wir im Herzen also jenes rhythmische Pendeln der Wärme zwischen Druck und Sog, das Rudolf Steiner in seinem Wärmekurs als einen «physisch-geistigen Wirbel» dargestellt hat? (51) Wie das Ich in der Wärme auf doppelte Weise in der Herztätigkeit wirksam ist, wird uns im vierten Kapitel beschäftigen.

## Das Herz als Sinnesorgan

In der Peripherie ist der Kreislauf mit seinen 10 000 Millionen Kapillaren hochgradig *offen*. Dem stellt sich das Herz im Zentrum mit *geschlossenem* Endokard (dem Endothel des Herzens) als ein hochkomplex gebauter, stark verdichteter Gefäßabschnitt gegenüber, in dem die Muskulatur massiv verdickt ist. In den Herzklappen finden wir ein stoffwechselarmes, gefäßloses Gewebe. Im Herzmuskelgewebe ist so gut wie keine Regeneration möglich – im Gegensatz zu den jederzeit sprießenden Kapillaren der Peripherie. Die reiche sensorische und vegetative Nervenversorgung der Herzklappen weist auf ihre sensorische Funktion hin. (53)

Bei manchen Säugetieren, z.B. beim Rind, verknöchert das Bindegewebsskelett, das die vier Herzklappen als Ring umschließt. Auf funktioneller Ebene finden wir: Im langsamen Strömen des Kapillargebietes *verwandelt* sich das Blut – in den Herzkammern findet *keine Verwandlung* statt – das Blut verlässt die Kammern biochemisch gesehen genauso wie es hineingeströmt ist (die Herzkranzgefäße gehören von diesem Gesichtspunkt aus zur Peripherie des Herzens).

Am Ende der Diastole, in der sogenannten Anspannungszeit, sind für einen Sekundenbruchteil alle Klappen *geschlossen*. Die Blutbewegung durchlebt einen Moment des abgeschlossenen Innenraumes. Überschauen wir diese Phänomene am Herzen, so erkennen wir, wie sich in ihm der *Form-Pol* mit rhythmisch geschlossener Fomgeste dem offenen, kontinuierlich strömenden *Prozess-Pol* der Kapillaren gegenüberstellt: (52)

| **Kapillaren** ← | **Gefäße** → | **Herz** |
|---|---|---|
| offen | *Endothel* | geschlossen |
| fehlt | *Muskulatur* | verdickt |
| Verwandlung von Zustrom in Abstrom | *Biochemie* | Identisch im Einstrom und Ausstrom |
| einfach | *Differenzierungsgrad* | hochdifferenziert |
| hoch regenerativ | *Regenerationsvermögen* | fehlt |

Damit zeigen die Phänomene im Herzen den *Kopftypus* in der Blutzirkulation, seine Aufgabe als «Wahrnehmungsorgan des oberen Menschen für die Prozesse des unteren Menschen». In seiner Staufunktion dehnt sich das Herz in der Diastole durch den venösen Rückstrom, hinter dem das zirkulierende Gesamtvolumen des Niederdrucksystems steht. Diese Dehnung wird in der Wand des rechten Vorhofs mit der Ausschüttung eines Herz-Hormons, genannt Atriales Natriuretisches Peptid (abgekürzt ANP) beantwortet. Die Dehnung der Kammermuskulatur wird vom Brain Natriuretic Peptid (abgekürzt BNP), beantwortet.

Diese Hormone regen die Nieren zur Ausscheidung an, wodurch das zirkulierende Gesamtvolumen vermindert und das Herz entlastet wird. Das Herz arbeitet dabei nach den physiologischen Prinzipien eines des Sinnesorgans:

| **Sinnes-Reiz** | | **Reizantwort** | | **Reizfortleitung** | | **Erfolgsorgan** |
|---|---|---|---|---|---|---|
| Dehnung von Vorhöfen und Kammern durch den venösen Rückstrom | → | Hormonsekretion | → | Arterielle Zirkulation | → | Ausscheidung der Niere (Natriurese) |

Viele andere Sinnesphänomene wie das Frank-Starling-Gesetz oder die Barorezeptoren im Gefäßsystem und im Herzen waren zu Rudolf Steiners Zeiten noch nicht bekannt. Aus seiner Forschung heraus formulierte er aber schon 1920:

«... Letzten Endes ist das Herz nämlich ein Sinnesorgan, und wenn wir auch dasjenige, was die Sinnestätigkeit des Herzens ist, nicht unmittelbar im Bewusstsein haben, wenn es auch zu den unterbewussten Sinnestätigkeiten gehört, was im Herzen vorgeht, so ist deshalb doch das Herz dazu da, dass gewissermaßen die oberen Tätigkeiten wahrnehmen, empfinden können die unteren Tätigkeiten des Menschen.» (54) So steigert sich die weiter oben beschriebene Hörfunktion der Blutgefäße zu einem Kopfprozess im Herzen. Wie diese unbewussten Wahrnehmungsprozesse ins Bewusstsein von Wille und Gefühl hineinspielen, wird uns im dritten Kapitel beschäftigen.

## Der Hörprozess in der Intima der Blutgefäße

Für den Schritt, die Musik als Erfahrungsfeld wissenschaftlicher Forschung zu verwenden, hat die physiologische Forschung der letzten Jahrzehnte die wertvollen Befunde geliefert, die wir in Kapitel 1 erwähnt haben. Die Shear-Stress-Forschung hat uns gezeigt, wie die Blutbewegung die Gefäße und das Herz bildet. Dabei untersucht diese Forschung vor allem die *Sinnestätigkeit,* mit der die Innenhaut der Gefäße («Initima») die Strömung als Reize wahrnimmt und auf sie reagiert. Wir haben es hier mit einer unterbewussten Sinnestätigkeit in der Blutbewegung zu tun. Während die Druckkräfte, die senkrecht auf die Gefäßwand gerichtet sind, den Widerstand spiegeln, den der physische Leib der Blutbewegung entgegensetzt, manifestiert sich in *tangential wirkenden Scherkräften* die vom Leben erzeugte Bewegung des Blutes. Für diese Scherkräfte der Blutströmung sind die Endothelzellen hoch sensitiv. Sie verformen nicht nur die Zellwand, sondern auch das Zellplasma. Darauf antworten in ihrem Zytoskelett Actinfilamente. Das sind kontraktile Proteine, aus denen auch die Muskulatur gebildet ist. (Abb. 40)

Einer der führenden Forscher vergleicht diese Sinnestätigkeit direkt mit den *äußeren Haarzellen des Innenohrs* (Abb. 41) (55):

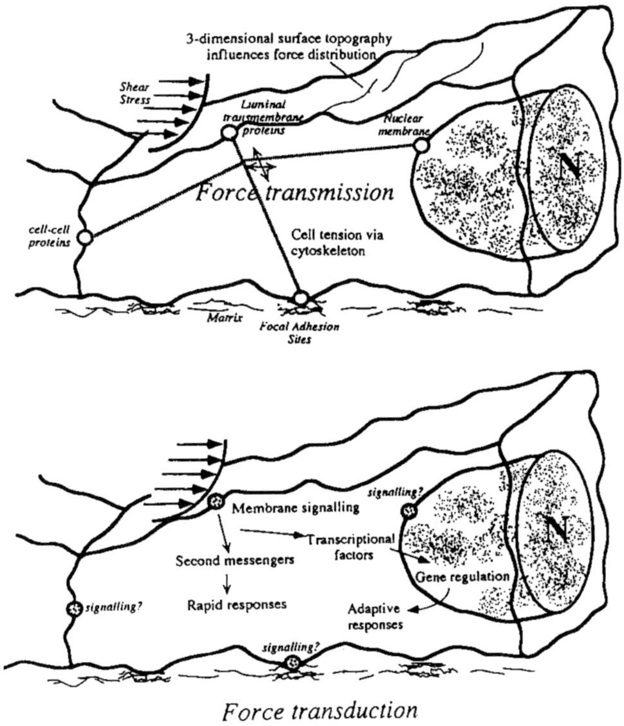


Abb. 40: Die mechanisch und biochemisch gedachten Wechselwirkungen der Blutbewegung mit der Endothelzelle. (55)

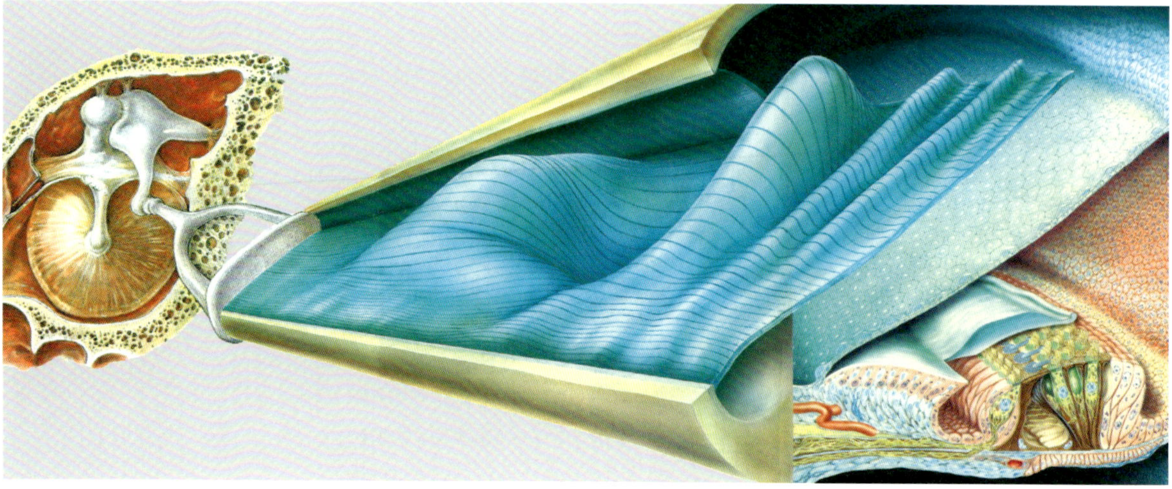

Abb. 41: Die Brandungswelle der Innenohr-Lymphe, die die Haarzellen im Innenohr auslenkt. (56)

Denn auch auf die Brandungswelle, die vom Ton in der Lymphe der Innenohr-Schnecke ausgelöst wird, reagieren im Zytoskelett der Sinneszellen die Aktinfilamente auf die Scherkräfte. (56)

Die muskuläre Antwort der drei äußeren Haarzellen am Brandungs-Ort der Innenohrlymphe sind tätig im Sinne eines «Verstärkers», sie machen das Ohr durch die Intentionalität des *Lauschens* empfindlicher.

| **Herz** | **Innenohr** |
|---|---|
| Blutstrom in der Diastole | Vom Schalldruck ausgelöste Brandungswelle in der Perilymphe |
| ↓ | ↓ |
| Dehnung der Herzkammer | Auslenkung der Hör-Härchen in den äußeren Haarzellen der Cochlea |
| ↓ | ↓ |
| Kontraktion der Systole | Kontraktion der äußeren Haarzellen, die die Sinnestätigkeit der inneren Haarzellen erregt |

## Das Herz als Ohr

Mit den Blutgefäßen und dem Herzen schiebt sich also ein hörender Organprozess in die Bewegung des Blutes, der gewöhnlich unbewusst bleibt. Aus zwei polaren Atemprozessen, aus der inneren Atmung der Gewebe, die in die venösen Gefäße mündet, und aus der äußeren Atmung der Lunge strömen gleichzeitig *zwei Spiralen* ins Herz. In diesen Strömungs-Wirbeln der beiden Herzkammern erfassen wir bildhaft eine Metamorphose der beiden Innenohrschnecken.

Das Blut strömt erst laminar ein und wird dann mit der Umwendung in der Herzspitze zum Wirbel (s. oben). Wenn der Wirbel vollendet ist, antwortet das diastolisch aufgeweitete Myokard mit der systolischen Kontraktion – so, wie die äußeren Haarzellen in den Spiralen des Innenohrs auf die Bewegungswellen des Klanges mit Muskelkontraktionen antworten. Das muskuläre Zytoskelett der Haarzellen im Innenohr, das sich auf die «diastolisch» anbrandende Klangwelle «systolisch» kontrahiert, erweist sich umgekehrt als Herzprozess im Innenohr. «Melodien hören heißt: das Herz in den Kopf tragen». (57)

Blicken wir nun von außen auf die Herztätigkeit: In dem Moment, in dem das Herz in der Diastole mit Blut ganz erfüllt ist, haben sich die Mitral- und Tricuspidalklappe des Einstroms geschlossen, die Ausstromklappen (Aorten- und Pulmonalklappe) aber noch nicht geöffnet. In diesem Moment der sog. «Anspannungszeit» zieht sich die Herzmuskulatur zusammen; die Durchblutung der Herzkranzgefäße im linken Herzmuskel kommt zum Stillstand. Mit der Öffnung der Aortenklappe setzt sich die Blutbewegung im Verhältnis zu den Gefäßen wieder fort. Auch die Wirbelbewegung («Vortex») die diastolisch in beiden Kammern stattfindet, kommt an der Herzspitze im Zentrum des Wirbels zur Ruhe; «… flow is brought to rest in the apex» (58).

Im Moment der «Anspannungszeit» hält die äußerste Schicht des einströmenden Blutes im Verhältnis zur Gefäßwand mit seiner Bewegung inne – alle Klappen sind geschlossen. Weiter innen rotiert es in einer

Wirbelbewegung. Aber auch sie hat in ihrem Zentrum, im «Auge des Taifuns» ein Ruhemoment.

In einem Lehrfilm, in dem mittels eines ölhaltigen Kontrastmittels und Angiographie der Blutkreislauf in meinem Studium demonstriert wurde, lautete die entsprechende Überschrift: «Diastolischer Stop». Ich erinnere mich noch genau, wie die Kontrastmittel-Kügelchen am Ende der Diastole kurz innehielten und dann systolisch ausströmten. Wie sich dieser Befund zu den Befunden der neuen bildgebenden Verfahren verhält, ist für mich eine offene Frage.

## 3. Blutbewegung und Seelenbewegung

> «Die ganze Dynamik, die in der Blutzirkulation und Atmungszirkulation wirkend webt, ist aber musikalisch orientiert, die kann man nur verstehen, wenn man in musikalischen Formen denkt.»
>
> *Rudolf Steiner* (1)

Ist schon der Schritt aus dem gewöhnlichen naturwissenschaftlichen Denken in das lebendige Denken der Organik eine Herausforderung, so scheint der Schritt von der Lebensbewegung des Blutes zur Seelenbewegung unmöglich. Das «Leib-Seele-Problem» begleitet die Naturwissenschaft von Anfang an. In dem Buch «Form, Leben und Bewusstsein» wurde der Weg, den die Anthroposophie hier beschreitet, an einigen Beispielen entwickelt (2). Hier untersuchen wir diese «Metamorphose der Bildekräfte» im Blutkreislauf und im Herzen.

Wir verfolgen, wie die Mikrozirkulation des Gewebewassers durch die Kapillaren in die venöse Zirkulation übertritt. (Abb. 42)
Welche Phänomene finden wir, wenn die lebendige Gewebeflüssigkeit der Mikrozirkulation durch die Kapillaren in die venöse Blutbahn eintritt?

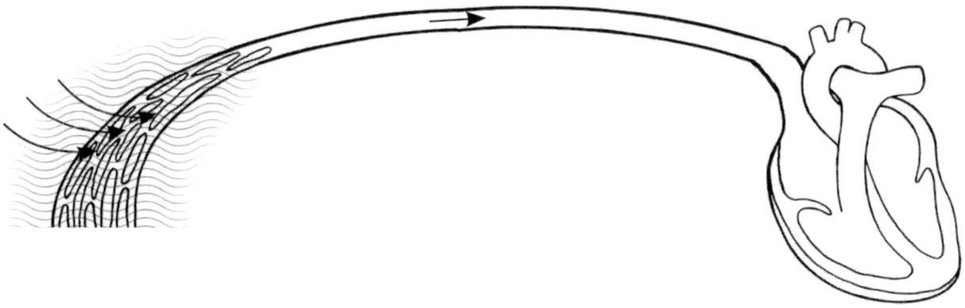

Abb. 42: Der Eintritt des Gewebewassers in die venöse Blutbahn (Zeichnung: B. Kammerer)

1. Die langsame, pflanzenartige Bewegung im Leben der Organe wird mit dem Eintritt in die Kapillaren und Venen zunehmend *beschleunigt*.
2. Die *ungerichteten*, in viele Richtungen gleichzeitig verlaufenden Bewegungen gehen über in eine *gerichtete* Strömung.

3. Das *farblose* Gewebewasser wird *farbig,* es geht über in die blau-violette venöse Zirkulation

Wir können uns nun zunächst in diese Flüssigkeitsbewegung so hineinversetzen, dass wir uns ganz mit ihr *identifizieren*. Wir können uns vorstellen, wie uns zumute ist, wenn wir als Taucher im trägen Gewebewasser unterwegs sind und – plötzlich werden wir durch ein Loch in ein Blutgefäß hineingesogen! Unerwartet sind wir von einer Strömung ergriffen, die uns in ihre Richtung zwingt, gleichzeitig sind wir gefangen im Innenraum einer Röhre mit überraschend farbigem Gewässer!

«Es gibt eine zarte Empirie, die sich mit dem Gegenstand innigst identisch macht und dadurch zur eigentlichen Theorie wird.» (3)

| *Gewebewasser* | ⟶ | *Strömung in der Vene* |
|---|---|---|
| sehr langsam | ⟶ | zunehmend beschleunigt |
| ungerichtet | ⟶ | gerichtet |
| farblos | ⟶ | farbig blauviolett |
| unbegrenzt | ⟶ | Innenraum |

Diese Verwandlung der Strömung können wir mit jener Metamorphose vergleichen, die sich im Entwicklungsgeschehen einer Blütenpflanze vollzieht: Nach den grünen Blättern, in denen der Stoffwechsel der Pflanze lebt, entwickelt sich eine Blüte. In ihr wendet sich die Pflanze mit *Farbe* und *Innenraumbildung* an die sehenden, riechenden und schmeckenden Insekten.

In deren Flugbewegungen und in ihrem Herumkrabbeln auf oder in der Blüte ist die Pflanze in die *beschleunigten Lebensbewegungen*, die im «Begehren nach Nektar» leben, funktionell integriert. Schon zuvor, in der Öffnung der Blüte selbst, entfalten sich die Kelchblätter nicht mehr *nacheinander*, wie die grünen Blätter, sondern *gleichzeitig:* Beschleunigung also schon hier! Schließlich geht der Pollen in die beschleunigten Bewegungen durch Wind- oder Insektenflug über. Und so auch die Samen: Indem sie zur Erde *fallen*, aus Kapseln *herausgeschleudert* werden oder *fliegen*. So zeigt die Blütenpflanze, wie sich ihre physischen Lebensformen verwandeln, sobald sie sich auf das Fühlen und Begehren der Tiere einlässt und sich von den Kräften ihrer Seelenwelt gestalten und durchdringen lässt.

Beim Übertritt des Gewebewassers in die Kapillaren des Blutkreislaufs zeigt der Vergleich mit der Blütenpflanze:

- In der Beschleunigung der Strömung,
- in der gerichteten Bewegung der Strömung
- in den Innenraum durch die Gefäßwand,
- in der Farbe

sprechen sich Urphänomene der Beseelung des Lebens aus, die in die Leibbildung eingreift; wir haben vier Bildegesten des Astralleibs vor uns.

## Die Modulation der venösen Strömung durch die Atmung

Dafür spricht auch, dass die Blutbewegung in den Venen von der *Atembewegung* moduliert wird (Abb. 43): Die Dynamik des absteigenden Zwerchfells lässt den Druck im Bauchraum beim Einatmen ansteigen und im Ausatmen abfallen. Wenn im Schreck die Einatmung stillsteht, steht auch das Blut in den Venen still – «das Blut gefriert in den Adern» sagt man, durchaus mit einem gewissen Recht. Dem Wütenden schwillt die «Zornader» – also eine Vene der Stirnhaut, die sich durch die gestaute Ausatmung nicht entleert und daher anschwillt. Die Atmung als Träger des Astralleibs ergreift die Blutbewegung. Wie jedes Lachen, ja auch jedes Wort in die venöse Strömung moduliert und eingreift, wird uns in Kapitel 6 noch ausführlicher beschäftigen.

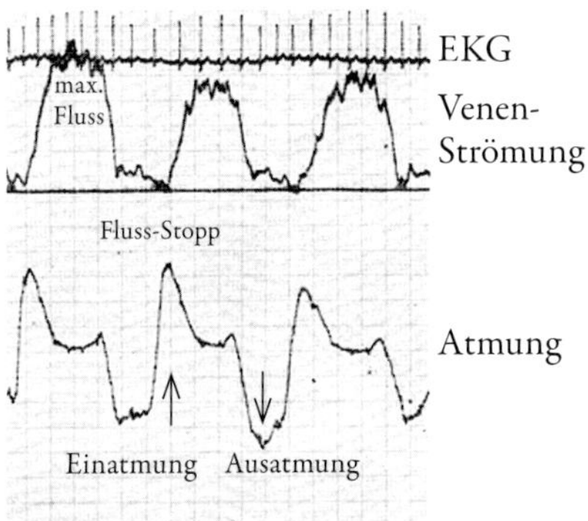


Abb. 43: Die Ultraschall-Doppler-Untersuchung der Venen-Strömung (V. femoralis) zeigt ihre Abhängigkeit von der Atmung. Die Einatmung bringt das Blut zum Stillstand, die Ausatmung lässt es fließen. (4)

## Die Wesensglieder beim Eintritt des Gewebewassers in die Kapillaren

Im Gewebewasser der Organgewebe ist der Ätherleib völlig an den Stoffwechsel des physischen Leibes hingegeben und an ihn gebunden. Sobald das Gewebewasser in die Kapillargefäße hineinströmt, wird es aber durch die Gefäßwand vom Austausch mit der Mikrozirkulation des Gewebes *ausgeschlossen*. Das bedeutet: Die Bildekräfte des Ätherleibes im Blut werden durch die Gefäßwand an ihrer Tätigkeit im Stoffwechsel des Gewebewassers gehindert. (Auch das farbige Blütenblatt kann keine Photosynthese mehr betreiben!) Vom physischen Prozess weitgehend getrennt, das heißt aus dem physischen Leib etwas gelockert, wird das ätherische Leben im Innenraum der Gefäße von der Atemdynamik des Astralleibs ergriffen: Das Leben erwacht zum *Er-leben*, zum *Fühlen*. (Abb. 44) (5)

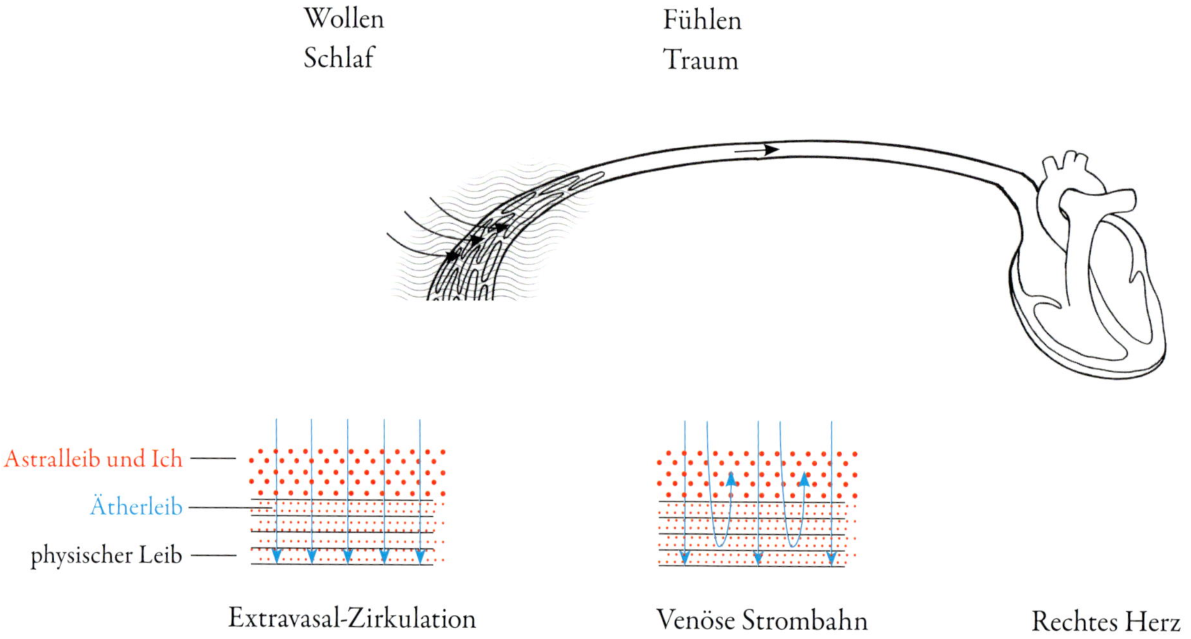


Abb. 44: Die Blutbewegung vom Leben zum Bewusstsein (s. Text.)

Im Gewebewasser ist der Astralleib mit seiner «Nachtseite» dienend im Stoffwechsel tätig und schlafend in der Bereitstellung der Energie für die *Willenskräfte*. Durch die Bildung der Blutgefäße hebt der Astralleib den Ätherleib in den *träumenden* Zustand des Fühlens, er erwacht zum Fühlen seines Willens. «Da, wo das Chaos der Gewebeflüssigkeit übergeht in die regelmäßige rhythmische Bewegung des Zirkulationssystems, lebt sich ja physisch aus dasjenige, was menschliche Willenstätigkeit ist – die man jetzt wieder genau unterscheiden muss vom äußeren Tun.» (6)

In dem Vortrag «Blut ist ein ganz besonderer Saft» beschreibt Rudolf Steiner den Vorgang unter dem Gesichtspunkt der Evolution:

«Ebenso wie der Ätherleib in seiner Umgestaltung den Astralleib hervorruft, wie zum sympathischen Nervensystem das Rückenmark- und Gehirnsystem hinzukommen, so bewirkt dasjenige, was von dem Ätherleibe nach Aufnahme der niederen Säftezirkulation herausgewachsen und freigeworden ist, die Umsetzung der niederen Säfte in das, was wir Blut nennen.» (7)

### *Wie spiegelt sich der Einstrom ins Herz im Bewusstsein?*

Wie im Gewebewasser der Ätherleib den physischen Leib durch den Stoffwechsel beherrscht, so beherrscht der Astralleib die Blutbewegung im Gefäßsystem, über die Atmung im venösen System, über die Gefäßnerven im arteriellen System. Wie dringen wir vor zum Herzen als dem Organ des Ich?

Aus der unteren und der oberen Hohlvene strömt das Blut mit der höchsten Geschwindigkeit in den Vorhof und die Kammer des rechten Herzens. Entsprechend vollzieht sich der Einstrom aus den Lungenvenen ins linke Herz: Die Geschwindigkeit der venösen Rückströmung ist im diastolischen Einstrom ins Herz am Höhepunkt, um gleich darauf kurz innezuhalten im «Kopfpol» des Blutkreislaufs.

Was geschieht hierbei in Astralleib und Ich?

Vom Kopftypus des Herzens aus (siehe S. 63) stellt sich diese Frage so: Kann das Ich im Herzen aus dem träumenden Leben der Gefühle gesteigert erwachen, so dass dieses Erwachen im Gefühlsleben mit dem Wissen oder Denken der Kopftätigkeit vergleichbar wäre? «Hört» das Ich mit dem Herzen in der astralischen Willensdynamik des Blutes die «Stimme» des Gewissens, wie Rudolf Steiner sagt? (s. unten.) Wie kann man das verstehen?

### *Die Evolution des Ohres*

Wir hatten am Ende von Kapitel 2 in den Blutgefäßen und im Herzen von histologischen und strömungsdynamischen Phänomenen aus bildhaft eine metamorphosiserte Ohrfunktion in den Blutgefäßen und im Herzen beleuchtet. Wir dringen einen Schritt tiefer in das geistige Hören des Herzens, wenn wir uns erinnern: Die Evolution von Blutkreislauf und Herz bei den Wirbeltieren wiederholt sich mit jedem Pulsschlag in der Blutbewegung des menschlichen Kreislaufs. Im Zeitleib des Blutes kraftet pulsierend die ganze Evolution (Kapitel 1). Stellen wir diesem Zusammenhang nun die Evolution des Ohres gegenüber.

Die äußere Ohrmuschel ist eine Neuentwicklung der Säugetiere; der Gehörgang entstand im Vogelreich; Hammer und Amboss sind umgewandelte Teile des Reptilien-Unterkiefers. Der Steigbügel hat sich in Fischen und Amphibien aus einem Oberkieferknochen zum Gehörknöchel umgebildet. (8) Die Evolution des Ohres vollzieht sich also von innen nach außen. Der Hörprozeß verläuft von außen nach innen.

**Der Weg der Tonschwingung**
(Funktion des Astralleibs)

| Der Weg der Tonschwingung (↓) | | Der Entwicklungsweg des Ohres (↑) |
|---|---|---|
| Ohrmuschel | ——— | Säugetiere |
| ↓ | | ↑ |
| Gehörgang | ——— | Vögel |
| ↓ | | ↑ |
| Hammer u. Amboss | ——— | Reptilien/Säugetiere |
| ↓ | | ↑ |
| Steigbügel | ——— | Fische und Amphibien |

**Der Entwicklungsweg des Ohres**
(im ätherisch-physischen Leib)

Der evolutive Zeitstrom des physisch-ätherischen Leibes und der funktionelle Zeitstrom des Astralleibes, sie verlaufen im Ohr einander *entgegengesetzt*. (9) Im Blutkreislauf fanden wir hingegen, dass die funktionelle, vom Astralleib impulisierte Bewegung in den Blutgefäßen mit der physisch-ätherischen Evolution des Blutkreislaufs *im Einklang* ist (s. S. 20).

Das bedeutet: Wenn das Herz durch den freien Willen des Ich sich wachbewusst zum Ohr entwickeln kann, gibt der Astralleib die Opposition gegen den Ätherleib, mit dem er im Nerven-Sinnessystem wirkt, auf, und strömt *mit* dem Leben des Ätherleibs. In den Übungen der Selbsterziehung auf seinem esoterischen Schulungsweg ergreift das freie Ich diesen Vorgang als Geistesschüler, wenn es sich fragt: *Wie* höre ich das Wort: «O Mensch, erkenne dich selbst!»? Höre ich darin mit dem Herzen das Weltenwort der Evolution? «Tönt» dieses Wort «durch der Zeiten Wellenweben in deines Lebens Werdestrom?» (10)

## Das musikalische Hören als empirischer Weg in das innere Leben

Bis hier war unsere Denkweise weitgehend vom Auge, dem führenden Sinnesorgan der Naturwissenschaft, beherrscht, dem Organ des äußeren Raumes. Ist aber vom Entstehen der Gefühle in der Blutbewegung die Rede und vom Herzen, das sich darin bewegt, dann führt uns Musik in die innere («subjektive») Gefühlserfahrung des Seelenlebens.

Das Zusammenwirken von Musikern in Ensembles der Kammermusik und im Orchester beruht auf einem Grundprinzip wissenschaftlicher Erfahrung: der *Reproduzierbarkeit*. Die «artificial community» der Musiker entspricht in dieser Hinsicht der «scientific community» der Wissenschaftler. Denn Musik weist in vielerlei Hinsicht objektivierbare innere Erfahrungen auf. Außerdem verwirklicht sie sich bekanntlich akustisch in Zahlengesetzen (11).

Was als Melodie, als Harmonie und als Rhythmus im Gefühlsleben rege wird, das ist die innere Erfahrung des dreigliedrigen Menschen nach Kopf-, Herz-Lungenprozess und Gliedmaßentätigkeit. «Der Rhythmus der Musik fährt in die Glieder, im Herz-Lungengeschehen leben die Harmonien, im Kopf die Melodie». (12)

Wache gestaltende Erfahrung von Musik ist *Beobachtung der Zeit von innen*. Sie ist also die *unmittelbare* Beobachtung des Zeitlich-Ätherischen, das sich ins Seelenleben metamorphosiert hat. Deshalb weist Rudolf Steiner auf die musikalische Erfahrung als Zugang zum Erfassen des Ätherischen: Es kommt «so wenig an bei der Realität des menschlichen ätherischen Leibes ... auf das Räumliche, sondern es kommt an auf das Bewegliche, das sich Bewegende, auf das tätig sich Gestaltende, aber rhythmisch sich Gestaltende, in Melodien sich Gestaltende, also auf das Zeitliche ... Man muss sich bemühen, um eine klare Vorstellung über den ätherischen Leib zu bekommen, die musikalischen Vorstellungen zu Hilfe zu nehmen und nicht die räumlichen Vorstellungen.» (13) J. G. Herder ahnte diesen Weg einer künftigen Physiologie:

«Könnten wir tiefer hin fühlen und uns aus dem tiefen Traume der sinnlichsten Kräfte wecken: so würden wir ohne Zweifel inne, wie die Seele sich genau in Allem fühle. Wie sie die Modulation des Geblütsumlaufs höre, und auch eben der Modulation ähnlich denke!» (14) Herder erfasste den intimen Hörprozess in der Blutbewegung durch die Gefäßwände.

So ist der Ätherleib von zwei Seiten her zugänglich (Abb. 45):

- *von außen* durch die Augen – durch die Morphologie, in der sich der Lebensleib physisch zeigt und entwickelt und
- *von innen* durch das Ohr – als musikalische Bewegung in Rhythmus, Melodie und Harmonie. Die äußerlichste Seite des Ätherleibes als Träger des Lebens, ist seine Zeitlichkeit, er ist der Zeitleib.

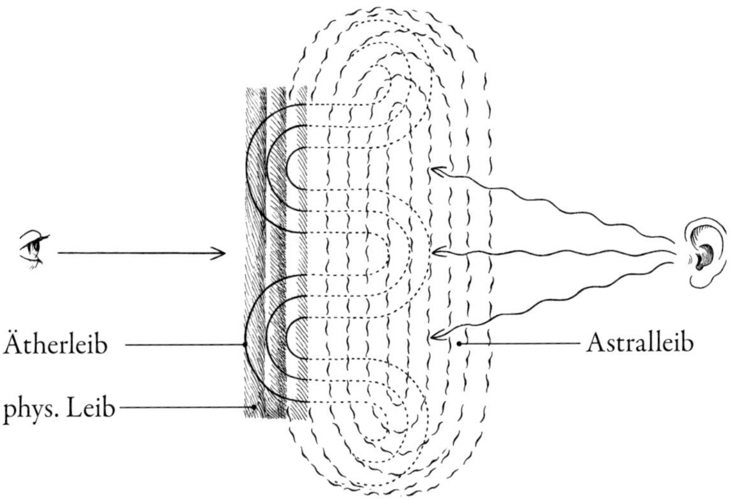


Abb. 45: Der Zugang zum Ätherleib durch Auge und Ohr. (15)

Man denke nur an den Herzschlag, der in Ruhe im Mittel 72/min. beträgt. Er ist die Referenz für das Tempogefühl des Musikers. Im «Andante» mit 72/min. liegt der Neutralpunkt des musikalischen Zeitgefühls. Alles, was schneller ist, wird Allegro oder Presto. Was langsamer ist, wird Adagio oder Largo. In den Schlägen des Metronoms pro Minute ausgedrückt:

| Largo | Adagio | Andante | Moderato | Allegro | Presto |
|---|---|---|---|---|---|
| 40 – | 60 – | 74 – | 108 – | 120 – | 180 |

## Musik als Beobachtung der Zeit von innen

Wir versetzen uns in die Fantasie d-moll für Klavier von W. A. Mozart, KV 397:

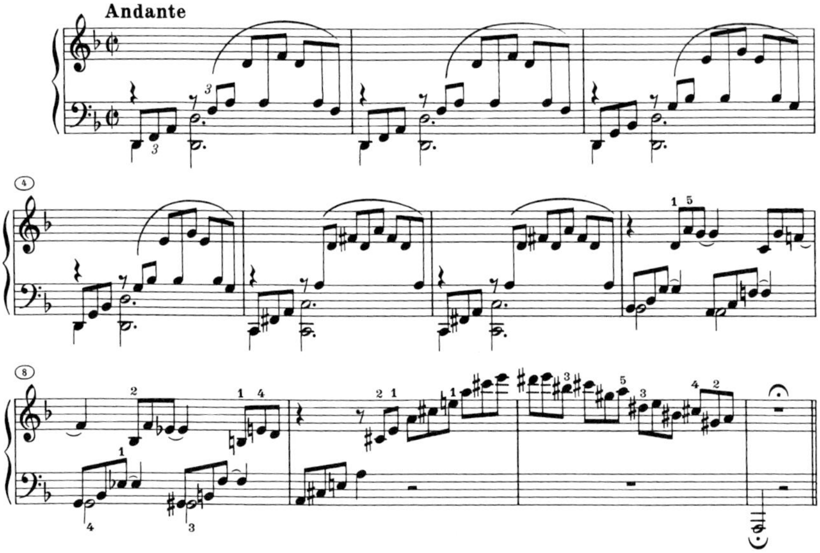


In einer ruhigen, traumhaften Strömung beginnt das Stück. Man kann sich an den Beginn von Goethes *Märchen* erinnert fühlen: «An dem großen Flusse, der eben von einem starken Regen geschwollen und übergetreten war, lag in seiner kleinen Hütte, müde von der Anstrengung des Tages, der alte Fährmann und schlief.» (16)

Mit diesem Anfang der Fantasie sinkt das Fühlen in die Tiefen der schlafenden Stoffwechselprozesse. Was wir «melodisch» hören, sind ins Zeitgeschehen aufgelöste Moll-Harmonien, die sich schließlich chaotisch durchmischen, wenn sich in Takt 5 und 6, durch den hier angezeigten Pedal-Gebrauch, ein Dominantseptakkord mit seiner Auflösung durchmischt. Diese träumende Stimmung geht ab Takt 7 in ein wacheres Bewusstsein über. Was geschieht? Bisher wurde jedes Motiv *wiederholt*. Das hat eine Wirkung auf uns, die wir aus dem berühmten C-Dur-Präludium kennen, mit dem J. S. Bach das «Wohltemperierte Klavier» eröffnet:

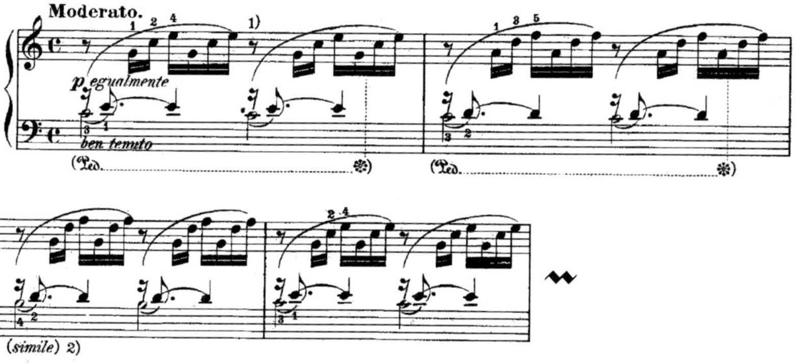


In der Wiederholung erlebt der Astralleib etwas, was sich beim ersten Mal bereits in den Ätherleib eingeschrieben hat, das beim zweiten Hören deshalb auf sein «Spiegelbild» im Ätherleib wie ein Echo zurückweist. Diese Wiederholung ist für den Astralleib ein Mitschwingen mit dem Ätherleib. Er lebt in Wiederholungen, wenn jeden Morgen die Sonne aufgeht, jeden Abend untergeht, wenn sich der Jahreslauf wiederholt, wenn sich die Atmung und der Herzschlag wiederholen. «Rhythmus trägt Leben». (17) Das heißt zunächst elementar: Wiederholung trägt Leben. Der Astralleib erwacht aber an Neuem, an Überraschungen, an «Sensationen». In der Wiederholung erlahmt seine Aufmerksamkeit und er beginnt zu träumen oder schläft ein. Weil ab Takt 7 das Wiederholen beendet wird und jedes Motiv eine neue harmonische Stufe betritt, steigert sich seine erweckende Tätigkeit; sie bleibt zart, denn die Wiederholung bleibt im melodischen und im rhythmischen Prozess erhalten. Schließlich verlassen wir die Moll-Tonarten und zugleich auch die Wiederholung der auf- und absteigenden Bewegung, die in sich kreisend keine eindeutige Richtung hatte. Eine leuchtende A-Dur-Linie steigt in die Höhe, um in einem überraschenden Tiefpunkt zu endigen (Takt 10). In ihm erscheint am Ende der Einleitung der Urgrund, aus dem sich der Anfang erhoben hatte.

Diese drei Strömungs-Situationen, können wir nun als musikalische Bilder dem Geschehen im peripheren Blutkreislauf zuordnen (s. Abb. 45).

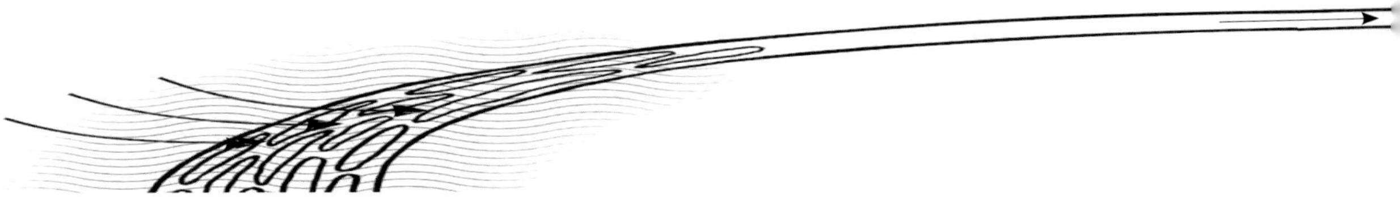

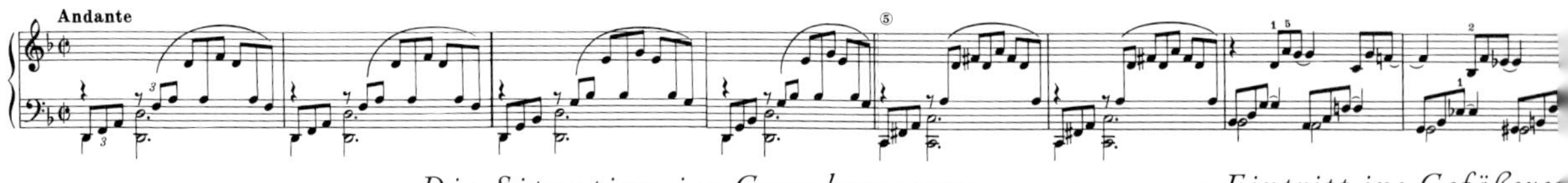


– – – – – – – – – – – – – – *Die Situation im Gewebewasser* – – – – – – – – – *Eintritt ins Gefäßsys*

Abb. 45 (s. Text)

In den Nebeln des Traums, die sich in kreisenden Bewegungen gleichzeitig nach oben und nach unten erweitern (T. 1–6), erleben wir die Nähe der Stoffwechselprozesse im Gewebewasser. Dann werden wir von einer beschleunigten Richtung nach unten geführt (T. 7 u. 8), um dann in eine reine, eindeutig gerichtete A-Dur-Bewegung in die Höhe getragen zu werden, die wieder zurück in die Tiefe sinkt bis ins Kontra A. Hier tritt eine Pause ein. Der Vorhang geht auf. Ein deklamierender Klagegesang betritt die Bühne, der in seiner sprachlichen Diktion die Kopforganisation zur Geltung bringt. Diese «Klage ohne Worte» singt über einer Begleitung, in der Atmung und Herz im Verhältnis 1 : 4 pulsieren. Aber schon nach 4 Takten kommt dieser Klagegesang im Schmerz eines verminderten Sept-Akkords zum *Stillstand*. Was geschieht hier?

Der melodische Lebensstrom in der Zeit erlischt – die Töne erklingen in sich verdichtet gleichzeitig und wirken räumlich-physisch. Die Töne fallen aus dem Zeitstrom des Ätherischen heraus und ersterben im Akkord.

Eine solche Stauung der melodischen Bewegung im Akkord nennt Rudolf Steiner «etwas radikal gesprochen ein Begräbnis». Da die Ton-Eurythmie das ätherische Leben der Musik in äußeren Bewegungen darstellen will, kann sie den Akkord eurythmisch «nicht ganz darstellen» (18). Aus diesem Todesmoment löst sich ein Äthergewebe in hingetupften A-Dur-Fragmenten pianissimo verklingend (T. 18 u. 19).

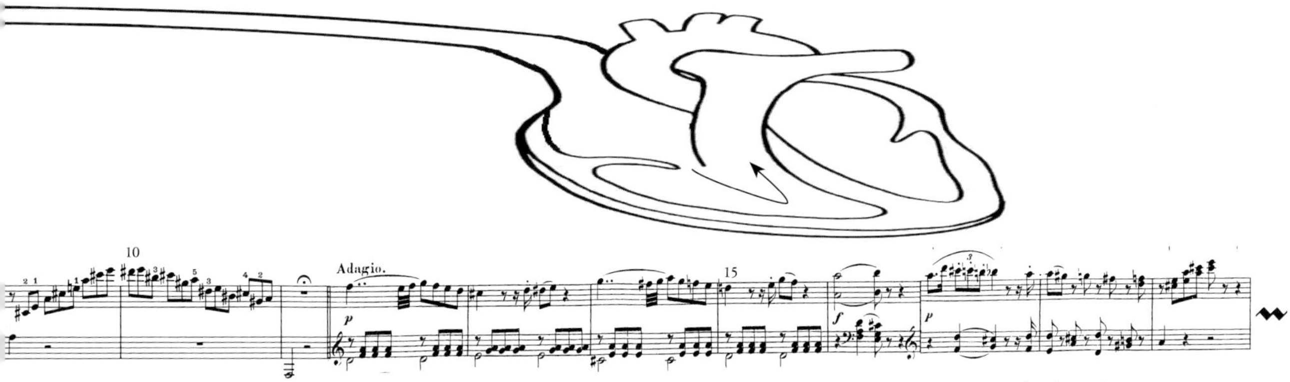


*und Ergriffenwerden* *vom oberen Menschen durch Atmung und Sprache und Stauung im Herzen* (Takt 16)
(Takt 12–15)

## Strömen und Stauen bei Beethoven

Viel energischer gestaltet Beethoven solches Erwachen an Strömungen, die sich am Akkord stauen. Eindrucksvoll ist dies in seiner Fantasie für Klavier Op. 77, z.B. ab Takt 70.

Eine ungestüme Willensdynamik staut sich an einem schmerzhaften, verminderten Septakkord in Takt 78.

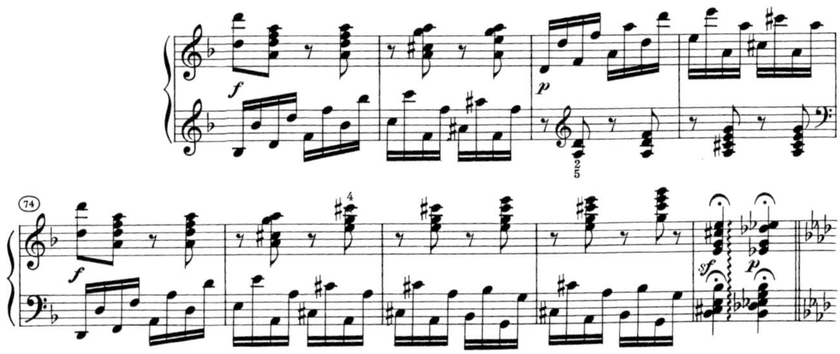

Was daran im Fühlen erwacht, wird in meditativer Versenkung bewegt: Ein einziger Ton pulsiert piano in plötzlicher Tempo-Verrückung ins «Adagio» – die innere Antwort des Herzens.

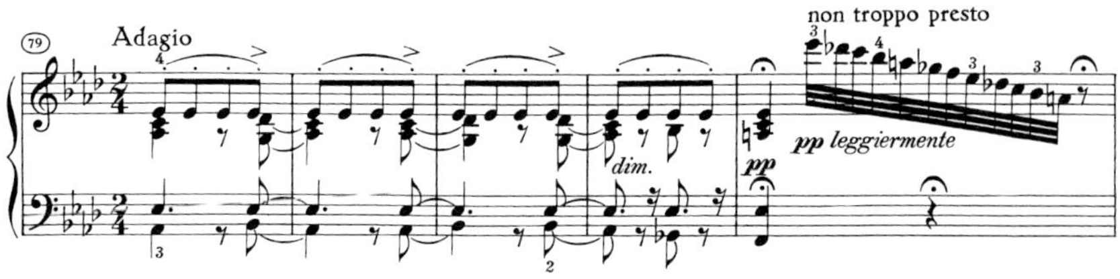


«Die Schwelle ist der Platz der Erwartung». (19) In dieser Prim, wie in einem Saturn-Wärmeprozess ruhend, werden die harmonischen Schritte in die Tiefe vom Herzen belauscht – sie münden in eine offene Frage. Die zweite Meditation reicht noch tiefer, jetzt «espressivo», bleibt aber auch ohne Antwort (T. 84–89).

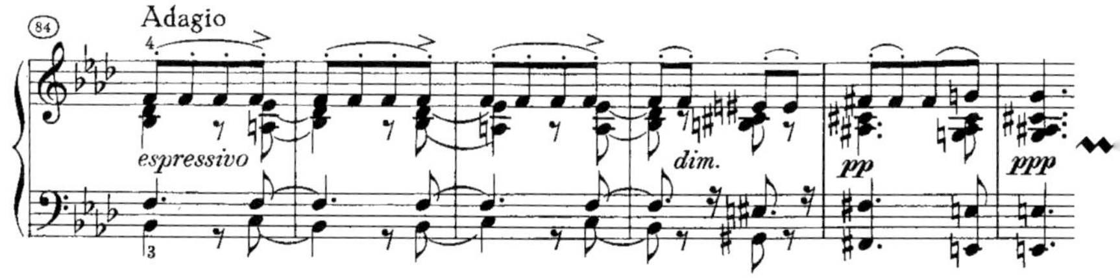


Nach einer weiteren Klärung des Prozesses (T. 90–150) tönt das anfragende Herz zum dritten Mal. Aus der keimhaften Pulsation der Prim entwickelt sich endlich aufsteigend – wir sind in der Mitte des Stücks angelangt – das lange vergeblich gesuchte Thema des Stückes (Takt 157 ff.).

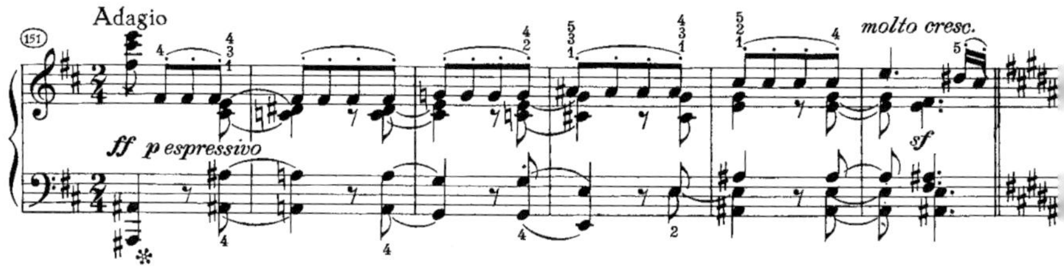


Die Tiefe solcher Erlebnisse kann in einem Buch ja nur angedeutet werden. Es sind Erfahrungen, die man im aktiven Gestalten der Musik ma-

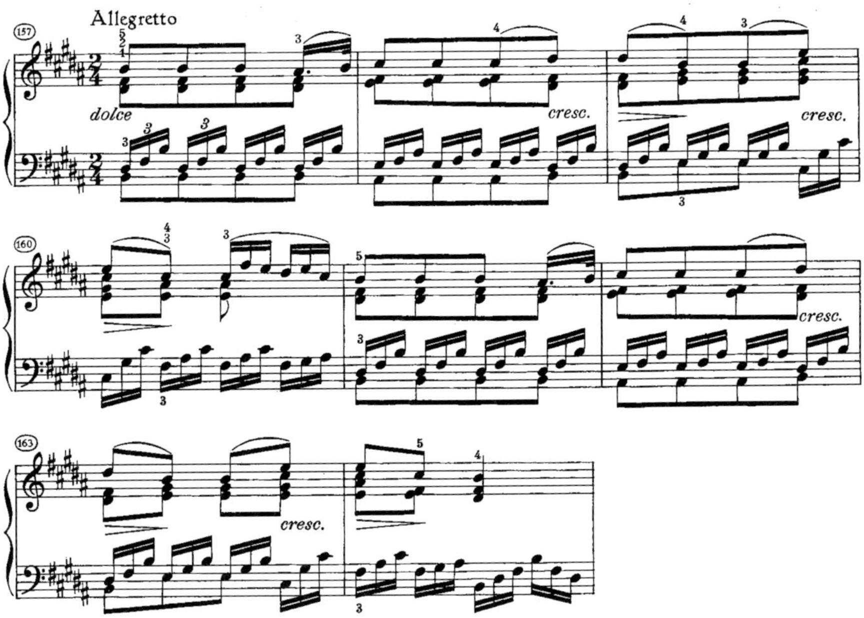


chen kann. Die Stauungen in den Akkorden von Takt 78 und Takt 151 sind die Erweckungsmomente, auf die Rudolf Steiners Wort vom «Akkord des Begräbnisses» hindeuten. Dem Zeitleib der Musik wird an solchen Stellen der physische Leib entzogen, sodass Ich und Astralleib den Ätherleib leibfrei erleben. Es sind todesähnliche Erfahrungen in der Kunst.

Die Frage, unter welchen Bedingungen die Schwellen-Situation der Pause nach einem solchen Akkord in ihrer Tiefe erfassbar ist, das heißt: wie stark man als Musiker hier zur Nähe der geistigen Welt erwacht, hängt unter anderem von der *Haltung* ab, in der die Musik erlebt wird. Wie *ernst* kann ich das nehmen, was mir hier aus der Musik entgegentritt? Kann ich Musik *beim Wort nehmen*, wie Alfred Brendel es formulierte, wie wir es an Künstlern wie Clara Haskil, Bruno Walter, Pablo Casals u. a. erlebt haben? Die Bedeutung dieser Musiker für die Kultur des 20. Jahrhunderts lag vor allem in der moralischen Substanz, die sie durch ihre Musik vermitteln konnten.

Musik zu verantworten bedeutet, dass das Ich durch die Dynamik der musikalischen Sprache hindurch auf eine *Wesensbegegnung* hin orientiert ist. Nur ein Ich-Wesen kann ich «beim Wort nehmen». Alfred Brendel bringt die Erfahrungen, die er in gewissen c-moll-Kompositionen von W. A. Mozart gemacht hat, so zur Sprache: «In Partien der c-moll-Messe und Chören des *Idomeneo*, im Maestoso des Komturs oder im c-moll-Adagio mit darauffolgender Fuge (KV 546) nimmt Musik nicht mehr teil: Wie das Schicksal selbst steht sie vor uns da, erhaben, unerbittlich, kein bester Freund und Tröster, ... sondern die Übermacht, vor der wir verstummen müssen. ‹Außermenschliches› ist hier nicht nur in der Formvollendung, sondern auch in der Gefühlsgewalt erreicht.» (20)

Beleuchten wir diese Erfahrungen Brendels mit Schopenhauers Analyse der Musik, die Rudolf Steiner aus seiner Sicht bestätigt hat. Für Schopenhauer war die Melodie die höchste «Objektivation des Willens». «In der Melodie erkenne ich den von der Besonnenheit beleuchteten Willen, dessen Abdruck in der Wirklichkeit die Reihe seiner Taten ist.» (21)

So kann musikalische Erfahrung die Frage nach dem Erwachen des Ich im Herzen beantworten. Wir stehen mit dem Ich in der Verantwortung für unsere Taten und Willensimpulse. Was sich in den Gefühlen, Leidenschaften, Taten als zu verantwortende moralische Substanz gebildet hat, dazu erwacht das Ich, das sich auf seine Verantwortung besinnt. Im Herzen erwacht das Ich zwar nicht mit der Klarheit des Denkens, aber mit einem «Wissen», das man innerlich als die «Stimme des Gewissens» vernimmt. «Denn das, was da zurückgeworfen wird vom Herzen, das sind die Gewissensbisse ... die in unser Bewusstsein hereinstrahlen, sie sind dasjenige, was von unseren Erlebnissen durch das Herz reflektiert wird. So lehrt es eine spirituelle Erkenntnis des Herzens» (22).

So können wir das Bild auf Seite 72 ergänzen (Abb. 46):

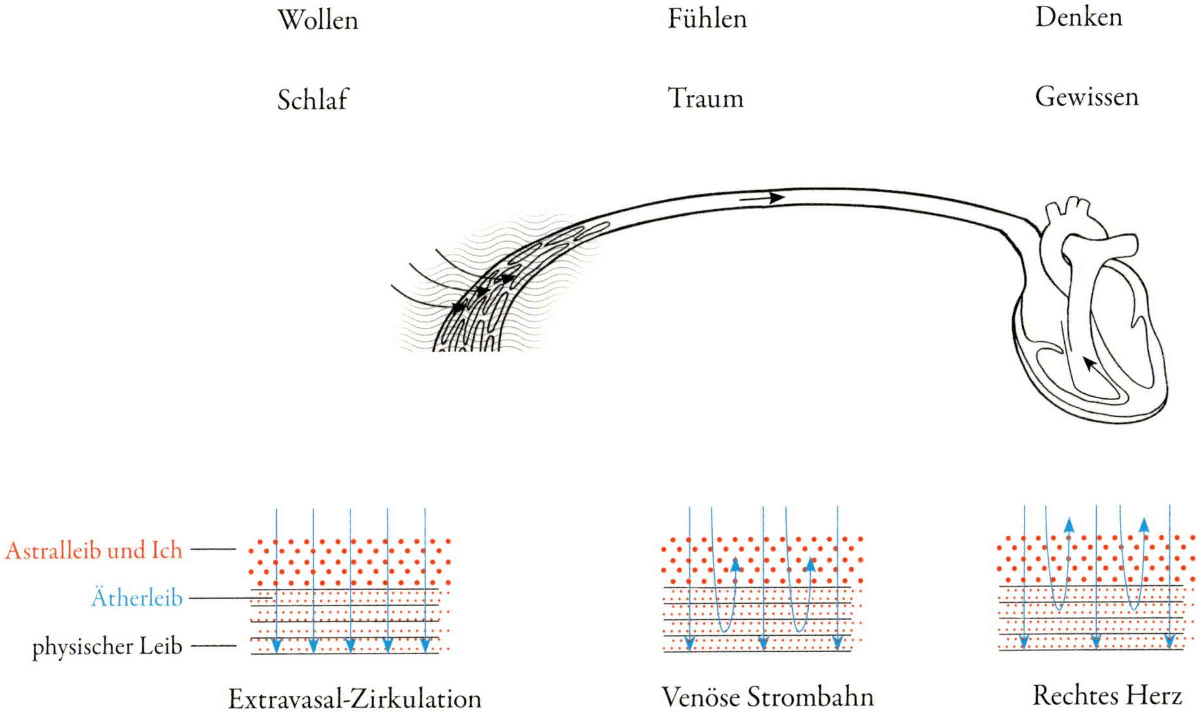


Abb. 46: Vom Leben zum Bewusstsein in der Blutbewegung und im Herzen.

## 4. Das Herz als Organ des Ich

Was wir moralisch als «gut» oder «böse» bewerten, lässt sich heute nicht mehr, wie früher, aus überlieferten Geboten einer Glaubensrichtung begründen. Das moralische Urteil bildet sich im freien denkenden Menschen daran, ob und wie weit er die Folgen seiner Tat für das Leben der Mitmenschen oder der Natur erkennt: Fördert mein Tun meine Mitmenschen und die Natur oder schädigt, ja verletzt und zerstört es sie?

Dem Rätsel des Gewissens können wir auf die Spur kommen durch die Erfahrung, dass es deutlicher spricht, wenn wir nach der betreffenden Tat eine Nacht geschlafen haben. Das Geschehen ist im unbewussten Teil unseres Lebens untergetaucht und wir erinnern uns am nächsten Tag so, dass durch die Erinnerung die Stimme des Gewissens hindurchtönt. Was ist da im Schlaf geschehen? Wo ist das Ich und was geschieht mit ihm in der Nacht, während es im Schlaf für unser Tagesbewusstsein verschwindet? Als Individualität, als geistiges Wesen werden wir nicht jeden Morgen «neu erschaffen». Wir existieren nach dem Einschlafen weiter, leben aber abgelöst vom Sinnes-Nervensystem in der geistigen Welt und kehren morgens in den Körper zurück. Der Schlaf wird oft «der kleine Bruder des Todes» genannt. Dass auch nach dem Tode das geistige Wesen des Ich weiterlebt, ist heute vielfach aus Nahtodes-Erfahrungen bekannt. Aus dem weiterentwickelten Erkenntnisvermögen, das der Anthroposophie Rudolf Steiners zugrunde liegt, erfahren wir das Folgende über den Schlafzustand: In seinem tiefen Unterbewusstsein blickt der Mensch jede Nacht auf sein Tun und Unterlassen des vergangenen Tages zurück. Der Mensch ist dabei, wie nach dem Tode, mit der zu ihm gehörigen Engel-Wesenheit verbunden. (1) Dieser Engel geleitet den Menschen von Erdenleben zu Erdenleben. Im Licht dieses Engels blicken wir vom Einschlafen bis zum Aufwachen auf die Taten des Vortages in rückwärtiger Reihenfolge.

Dabei vergleichen wir unsere Taten und Unterlassungen mit dem, was in der jeweiligen Lebenslage unserer individuellen Schicksalsintention entsprochen hätte. War diese Tat mit meinem höheren Selbst in Einklang oder nicht? «Jeder individuelle Mensch, kann man sagen, trägt, der Anlage und Bestimmung nach, einen reinen idealischen Menschen in sich, mit dessen unveränderlicher Einheit in allen seinen Abwechslungen übereinzustimmen, das große Ziel seines Daseins ist.» (2). War die Tat nicht im Einklang mit unseren vorgeburtlichen Entschlüssen, dann spricht nach dem Erwachen in der Besinnung des Ich das Gewissen. Auch der gelungene Einklang kann am nächsten Tag als Lebensbejahung, als Ermutigung, empfunden werden, wenn wir z.B. eine Trägheit oder Feigheit überwunden haben. Goethe sagt als *Torquato Tasso:*

> «Ach, daß wir doch dem reinen stillen Wink
> Des Herzens nachzugehen so sehr verlernen!
> Ganz leise spricht ein Gott in unserer Brust,
> Ganz leise, ganz vernehmlich, zeigt uns an,
> Was zu ergreifen ist und was zu fliehen.» (3)

Die Stimme des Gewissens weist uns auf ein Entwicklungs-Moment in unserem Schicksal hin. Diese Herzfunktion erfassen wir tiefer, wenn wir wieder auf die Hieroglyphe seiner physischen Tätigkeit blicken.

## Das Herz als Waage

Blicken wir auf die beiden Herzkammern im Moment der Diastole.

Das venöse und das arterielle Blut – sie strömen zwar gleichzeitig ein; aber sie tragen in sich die Ergebnisse von zwei polaren Stoffwechsel-Prozessen. (Abb. 88)

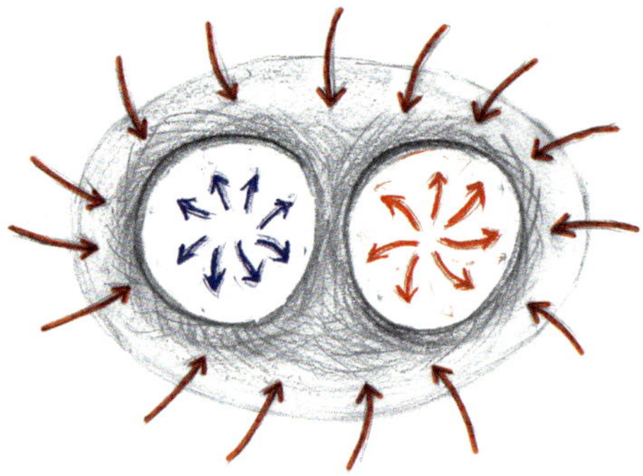

Abb. 47: Das Herz in der Diastole (schematisch). Rot = arterielles Blut im linken Herzen; Blau = venöses Blut im rechten Herzen. Pfeile von außen: Durchblutung der Herzkranzgefäße.

Ins rechte Herz ergießt sich das Ergebnis des Stoffwechsels, der mit den Nahrungsstoffen atmend die Energie für den Erdenwillen bereitstellt. «Der Stoffwechsel des Menschen, der ist keineswegs jenes bloße «retortuale» Brodeln und Kochen, von dem die heutige Physiologie spricht. Sie brauchen ja nur einen Schritt zu machen, so wird ein Stoffwechsel vollführt. Dieser Stoffwechsel, der da vollführt wird, der ist nicht bloß der chemische Vorgang, den man untersuchen kann mit den Mitteln der Physiologie, der Chemie, sondern der ist zugleich moralisch gefärbt, der trägt eine «moralische Nuance». (4) Diese «moralische Nuance» erwacht im rechten Herzen. Ins linke Herz strömt Blut, das sich im Ausatmen vom Erdenstoffwechsel gereinigt hat. Aber im Einatmen nimmt das Blut nicht nur Sauerstoff auf; es strömen zugleich die seelisch-geistigen Kräfte in uns ein, die wir im ersten Atemzug der Geburt aus der Nacht des vorgeburtlichen Lebens im Kosmos mitbringen und die wir jeden Morgen im Erwachen aus der Nacht mitbringen. Der schlafend im Kosmos erlebte Karma-Wille unseres höheren Ich wirkt inspirativ durch den Lungenstoffwechsel im arteriellen Blut.

Der irdische und der kosmische Willensprozess des Ich – sie strömen beide gleichzeitig ins Herz, getrennt von der Scheidewand des Herzens. Während sich die Kammern diastolisch aufweiten, werden aber beide Ströme von *ein und demselben Blut* empfangen, das ihnen aus den Herzkranzgefäßen entgegen strömt. (Abb. 47)

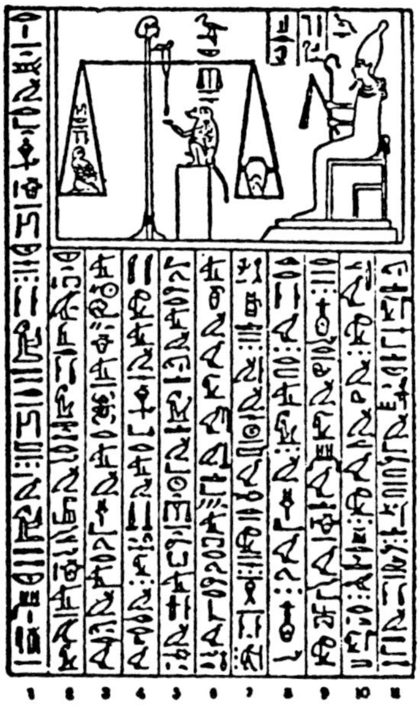

Abb. 48: Das Herz als Waage im Ägyptischen Totenbuch. (5)

So vergleicht das Herz die «moralische Nuance» seines Erdenwillens mit seinem eigenen in der geistigen Welt gebildeten Schicksalswillen. Ein geistiges Gleichgewichtsorgan, eine geistige Waage ist das Herz.

> «Von der himmlischen Mutter kommt mir das IB-Herz.
> Vom irdischen Leben kommt mir das HATI-Herz.
> Die göttlichen Richter seien mir gütig und gnädig!»

So betete der Sterbende im alten Ägypten (5).

Die «himmlische Mutter»Isis erlebte der Ägypter imaginativ in der

Lunge, die das Leben aus dem Kosmos empfängt (s. Kapitel 7). Oft erscheint diese Bitte im Totenbuch im Bild der Waage. Auf der einen Waagschale liegt das IB-Herz, auf der anderen das HATI-Herz. (Abb. 48)

Die Sprüche im «Ägyptischen Totenbuch», von dem Ägyptologen Erik Hornung als «Ergebnis einer Wissenschaft vom Jenseits» bezeichnet, kreisen vielfach um das geistig-religiöse Verhältnis des Menschen zur Sonne, auch im Leben nach dem Tode. Der Gang der Sonne war für die Ägypter ein Bild des Lebens: Sie wird morgens geboren, trägt das Leben des Tages, sie stirbt abends, sie geht durch den Sternenweiten der Nacht um morgens wieder geboren zu werden. Sie hielt den Sterbenden in der Gewissheit seiner Wiedergeburt. «Viele Sprüche des Totenbuches zeigen, ... dass die Hoffnung des Toten auch dort auf die Sonne als das mächtigste Bildzeichen der Regeneration gerichtet ist ... Ohne Herz wäre der Tote kraft- und willenlos, und er muss sich vor allem beim Totengericht auf sein Herz verlassen können; denn auch die Übertretung der gesetzten Ordnung entspringt dem menschlichen Herzen, es ist für positive wie negative Handlungen des Menschen als sein ‹freier Wille› verantwortlich.» (6) Konkret als Wahrnehmung im gegenwärtigen Leben vergleicht Rudolf Steiner die beiden Herzkammern: «So dass wir da hinunterblicken in uns selber, wenn das Herz das Auge wird für dieses Hinunterblicken auf diesen Teil, in die flammenden, brennenden, sengenden Emotionen, Begierden und Leidenschaften, Triebe auf der einen Seite; auf der anderen Seite aber ist das, was sich nicht mit dem verbinden mag, was unser ewiges Wesen ist, was nebenher lebt.» (7)

Friedrich Hölderlin fasste sein Seelen-Gleichgewicht in die Worte:

> «Des Herzens Woge schäumte nicht so schön empor
> und würde Geist, wenn nicht der alte, stumme Fels, das
> Schicksal, ihm entgegenstände.» (8)

## Das Herz als Organ der Karma-Bildung

Als ein im Blut pulsierender «Muskel-Rhythmus» ist das Herz in die Aufbaukräfte des Lebens untergetaucht, es ist ein schaffendes Sinnesorgan. Was sich geistig in der Sphäre des Gewissens schöpferisch in ihm bildet, versuchen wir im Folgenden zu entwickeln. Dazu ist es hilfreich, zunächst die Empfängnis eines Kindes durch die Mutter ins Auge zu fassen.

Die Mutter empfängt die *Individualität* ihres Kindes aus dem Kosmos der geistigen Welt «von oben». Vom Vater empfängt sie «von unten», was in der Befruchtung die *Vererbungskräfte* physisch zur Wirkung bringt. Aber nicht nur die Ungeborenen wollen sich in Liebe-Wärme verkörpern. Unser eigenes höheres Ich-Wesen, dem wir jede Nacht begegnen, ist ja erst so anfänglich in der physischen Welt *Wirklichkeit,* dass es sich jeden Tag, ja in jedem Augenblick unseres Lebens tiefer inkarnieren will: in unseren Taten. In diesem Sinne ist jeder Mensch «schwanger» mit dem Kind seines eigenen höheren Ichs, das er «zur Welt bringen» will, in dem er sein Gleichgewicht zwischen seiner «Liebe zum Handeln» und seinem «Verständnisse fremden Wollens» (9) in Taten verkörpert.

Im geistigen Prozess der Einatmung empfängt der Mensch als «Mutter» im linken Herzen den Karma-Willen seines höheren Ich, nach dem er strebt, das er werden will. Im rechten Herzen lebt der Erdenwille des «Vaters», der jeder Mensch auf Erden gleichzeitig ist. Mit jeder Tat zeugen wir das Schicksal unseres nächsten Erdenlebens im Wärmeäther des Herzens, wo sich auf diese Weise eine Art von ätherischer Befruchtung vollzieht. In dem androgynen, männlich-weiblichen Prozess des mittleren Menschen erfassen wir das Herz als *das Organ der Selbstfortpflanzung*, in dem die Keime für das Karma des nächsten Erdenlebens «in diesen ungemein feinen Wärmestrukturen des Herzens aufgespeichert» werden. (10) «Wenn Sie in das Innere Ihres Herzens hineinschauen, so können Sie allerdings jetzt in Latenz nicht in einem voll ausgeführten Bilde – ziemlich gut wahrnehmen, was Sie im nächsten Leben treiben werden. Man kann also nicht nur im Allgemeinen, in abstracto sagen: Es bereitet sich im gegenwärtigen Leben vor, was im nächsten Leben sich karmisch auswirkt, sondern man kann geradezu ich möchte sagen, die Kassette aufweisen, worin das Karma der folgenden Zeiten ruht.» (10).

## Herzreife und Geschlechtsreife

Das individuelle Schicksal entsteht nur aus Taten, die der Mensch als Individualität selbst zu verantworten hat. Ein Kind, das z.B. aus Spielerei seinem Kameraden mit einer Waffe das Auge ausschießt, ist nicht nur in unserem Rechtsleben «schuldunfähig». Es bildet auch geistig noch kein Karma für sein nächstes Erdenleben. Die karmischen Folgen seiner Tat müssen die Eltern tragen, die die Waffe nicht verwahrt haben. Die Bildekraft für die Keime des eigenen Schicksals erwachen erst mit der Geschlechtsreife. Das Ätherherz des Kindes ist von den Eltern vererbt. In der Pubertät geht es zugrunde und wird von einem eigenen Ätherherzen ersetzt – ein Vorgang, den Rudolf Steiner mit dem Zahnwechsel vergleicht: «Und das Wichtigste ist, daß in der Zeit, wo die Geschlechtsreife eintritt – es fallen ja die astralischen Ereignisse nicht ganz, sondern nur annähernd mit den physischen Ereignissen zusammen –, dieses Ätherherz so weit vorgebildet ist, daß es die Kräfte aufnehmen kann, sie sich hier aus der Tätigkeit der äußeren Welt entwickeln. Man kann also sagen, und man trifft damit durchaus ein wirkliches Ereignis im Inneren des Menschen: Von der Geschlechtsreife an schaltet sich auf dem Umwege durch den Astralleib die gesamte menschliche Tätigkeit in das Ätherherz ein ... Das ist eine außerordentlich bedeutsame Erscheinung, denn wenn Sie dieses alles betrachten, dann haben Sie den Zusammenschluss dessen, was der Mensch in der Welt tut, mit dem Kosmischen. Im Herzen haben Sie, insofern die ätherische Welt in Betracht kommt, einen zusammengezogenen Kosmos, aber zugleich auch, insofern die astralische Welt in Betracht kommt, eine Zusammenziehung desjenigen, was der Mensch tut. Hier schließt sich der Kosmos mit seinem Geschehen und das Karma des Menschen zusammen». (11, 12) So entwickelt sich die Karma-Bildung als «Selbstfortpflanzung» gleichzeitig mit der physischen Geschlechtsreife, und Rudolf Steiners Auffassung vom Herzen als einem «ätherischen Uterus» wird verständlich.

Die Keime des Karmas, die im Herzen aufgespeichert sind, entwickeln sich zum Schicksal des folgenden Erdenlebens, wenn das Ich, das mit diesen Keimen verbunden bleibt, nach dem Tod seinen Weg durch die Planetensphären geht und in die Sonnensphäre der geistigen Welt eintritt. Bevor wir diesen gewaltigen Vorgängen nähertreten, müssen wir den Zusammenhang der Selbstfortpflanzung durch Karma im Herzen mit der physischen Fortpflanzung durch die getrennten Geschlechter genauer ins Auge fassen.

## Die Sonnenkräfte im Herzen des Menschen

In der Evolution des Menschen sind durch Rekapitulationen die früheren Stadien der Erden- und Menschheitsentwicklung integriert. Diese in der Naturwissenschaft erforschte Tatsache hat Rudolf Steiner in der kosmischen Evolution von Mensch und Erde auch geisteswissenschaftlich gefunden. Der Mensch verkörpert frühere Stufen der Erden- und Menschheitsentwicklung, die aber in die Verhältnisse der gegenwärtigen Erde hineinversetzt sind. Wie im Akkord erscheint so der Rhythmus der Zeiten gestaut und verdichtet im Raum als Leib. (Abb. 49) (14)

So ist das

- menschliche *Haupt* eine verkörperte Erinnerung an die Saturn-Stufe von Mensch und Erde.
- Das *Herz-Lungen-Geschehen im Brustkorb* verkörpert eine Erinnerung an die Sonnenstufe von Mensch und Erde;
- der *Bauchraum* ist eine Art wiederverkörperter Mondenzustand.
- Nur die *Beine und Füße* sind eigentliche Erden-Organe der Gegenwart.

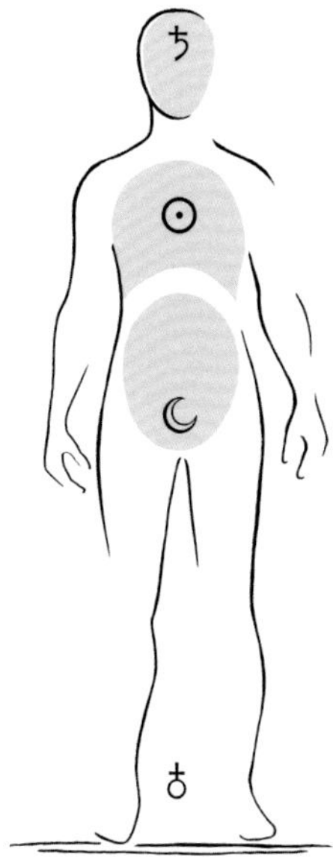

Abb. 49: Der Menschn als Zusammenklang der Evolution (Zeichnung: B. Kammerer)

Während des ersten Entwicklungs-Zustands des «alten Saturn» wurden in feinsten Wärme-Strukturen die Sinnesorgane des physischen Leibes des Menschen angelegt.

Im Entwicklungszustand der «alten Sonne», als sich im Menschen der Ätherleib entwickelte, war er noch zweigeschlechtlich (androgyn). In dieser Zeit war der Ätherleib aber noch ganz in einer astralischen Form, er war ein Teil der Sonnenseele. Er verband sich noch nicht, wie heute, als eigenständiges Leben mit den physischen Prozessen. Die androgyne Natur des Ätherleibs lebte sich auf pflanzenartige Weise aus als der ineinanderspielenden Polarität von «Form» und «Leben». Rudolf Steiner spricht in diesem Zusammenhang von der männlichen Natur des sich wandelnden Lebens und der weiblichen Natur der Form, die das Leben zur Ruhe bringt.

In der gegenwärtigen Erdenstufe ist der Ätherleib des Mannes weiblich, der der Frau ist männlich. Der Astralleib ist auch heute männlich-weiblich, androgyn.

Nun blicken wir auf den Stoffwechsel-Bereich des *Bauchraums,* der die Entwicklungsphase des alten Mondes vergegenwärtigt, und auf die *Gliedmaßen*, die erst auf der Erdenstufe entwickelt wurden. Als im Beginn der Erdentwicklung die Monden-Stufe rekapituliert wurde, trennten sich die Geschlechter. Aus dem sonnenhaften Urbild des Herzens wurden im Abbild des Mondes zwei getrennte Organprozesse. In diesem Sinne nennt Rudolf Steiner die weiblichen Geschlechtsorgane der Erdenmenschen «Nebenherzen». Sie sind *mondenhafte Abbilder* ihres Urbildes in der «Sonnenzeit». (15, 16)

## Die Individualisierung der Sexualität

Der Umgang mit der Sexualität als einem Trieb innerhalb des Seelenlebens gehört seit je zu den Kulturfragen des Menschen. Ohne ausführlich auf dieses Thema näher einzugehen, sei hier nur erwähnt: Im Licht der Anthroposophie verachten sowohl Luzifer wie Ahriman das Sexualleben und bekämpfen es. Luzifer findet Sexualität unanständig und schädlich für die Höherentwicklung der Seele, die bestrebt ist, sich vom Leib zu befreien und mit dem Geist zu verbinden. Ahriman plädiert für eine genetisch kontrollierte in-vitro-Fertilisation zur Sicherung von gesundem

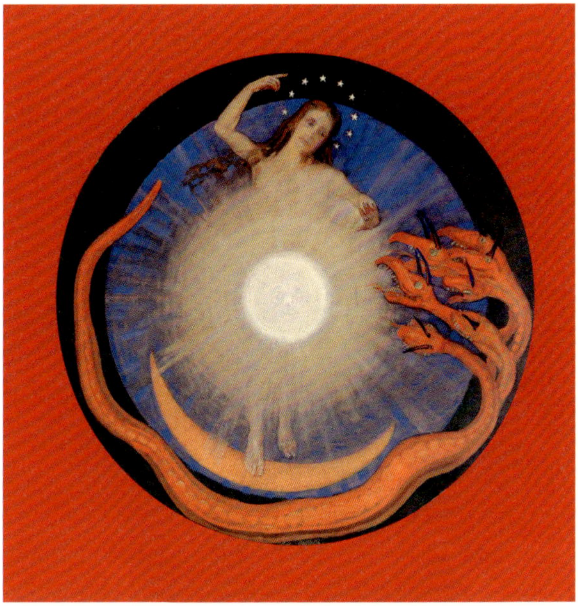

Abb. 50: Das fünfte Siegel aus der Apokalypse des Johannes. (19)

Nachwuchs. (17) So verstehen wir Rudolf Steiners Hinweis, dass ohne Sexualität ein Erwachen zur Ich-Entwicklung – die beide Widersacher ja zu verhindern trachten – unmöglich gewesen wäre. (18)

Abbildung 50 macht ein Ideal anschaulich, wie Sexualität menschlich, dem freien Ich gemäß, gelebt werden kann. Wenn Sexualität ihrer Monden-Natur gemäß das *spiegelt*, was von der Sonne des Herzens ausstrahlt, ist sie menschlich wahr. Das Kulturziel der Zukunft, Sexualität zu individualisieren, hat der Evangelist Johannes in diesem 5. Siegel seiner Apokalypse geschildert: «Das Weib, das die Sonne der Zukunft gebiert» zeigt den Menschen, der mit den Sonnenkräften seines Herzens die Mondenkräfte seines unteren Menschen durchleuchtet und verwandelt hat. Im Drachen kann die Tendenz des Egoismus gesehen werden, sich in der Sexualität zu verselbstständigen und vom Seelenleben so Besitz zu ergreifen, dass er die freie Liebe verzehrt, was bis zur Entwicklung von Gewalt gehen kann.

## Freiheit und Karma als Folge der Geschlechtertrennung

Dass Trennung eine Geste des Astralleibes ist, mit der er sich im physischen Leben zum Bewusstsein bringt, das kam auch in Band 1 zur Sprache am Beispiel der leiblichen Trennung von Mutter und Kind durch die Geburt (20).

Durch die *leibliche Trennung* bei der Geburt erwacht die Entwicklung der Beziehung zur Mutter als eine *seelische Verbindung*. Nicht anders war es bei der Trennung der Geschlechter des zweigeschlechtlichen Menschen. Diese Trennung der Geschlechter wurde auch notwendig durch die zunehmende Verdichtung der Stoffe des physischen Leibes. Dadurch konnte der weiblich-männliche Ätherleib den physischen Leib nur noch teilweise durchdringen – entweder mit dem weiblichen oder mit dem männlichen Teil des Ätherleibs. Für einen Menschen, der physisch nur noch männlich verkörpert war, blieb der weibliche Teil seines Ätherleibes relativ frei vom physischen Leib. Aus diesem Teil seines Ätherleibs bildete sich ein neues Organ: das Gehirn. Der zweigeschlechtliche, androgyne Mensch hatte noch kein Gehirn, er konnte noch nicht selbstständig denken. In seinem traumhaften Zustand lebte er das Götter-Denken mit. «Die Kraft, durch die sich die Menschheit ein denkendes Gehirn formt, ist dieselbe, durch welche sich in alten Zeiten der Mensch befruchtet hat.» (21) Im Gehirn greifen die Ätherkräfte nicht mehr unmittelbar in den physischen Leib ein und ermöglichen so das Denken. Der Mann denkt also überwiegend mit seinen weiblichen Ätherkräften, die Frau überwiegend mit ihren männlichen Ätherkräften.

Als zweigeschlechtliches androgynes Wesen war der Mensch auf der alten Sonne noch ganz in die Absichten der höheren Wesen verwoben, die seinen Willen lenkten. Es war ein schlafendes, unfreies Bewusstsein in Harmonie mit dem Kosmos. Erst die Geschlechter-Trennung versetzte ihn geistig voll auf die Erde. Die Bibel fasst dies in das Bild der «Vertreibung aus dem Paradies». Diese *Absonderung* vom Kosmos der geistigen Welt steckt in dem Wort «Sünde» (ab-sondern).

Damit machten die Götter den Menschen zu einem freien Wesen. Er wurde Selbstdenker. Damit wurde er aber fähig zu irren und fähig zur Schuld. Er soll eigene Verantwortung für sein Handeln zu übernehmen.

Von nun an strömten von den Menschen, die nach dem Tode in die geistige Welt zurückkehrten, vielerlei schädliche Substanzen und Kräfte in die geistige Welt, die fortan wie Fremdkörper von der geistigen Welt «verdaut» werden mussten. Wie die Verdauung als physiologische Entzündung die Fremdkörper der Nahrung auflöst, so ist das Läuterungs-Feuer des Kamaloka, durch das der Mensch nachtodlich in der Monden-Sphäre hindurchgeht, eine Art geistiger Entzündungsprozess. Der Mensch durchlebt nach dem Tode die Auflösung der «Fremdkörper», die er aus seinem Tatenleben geistig-moralisch in die Mondensphäre mitbringt. Das sogenannte «Fegefeuer», wie es die kirchliche Dogmatik tradiert hat, muss als Karikatur der Wirklichkeit bezeichnet werden. *Jeder* Mensch geht durch diese Läuterung hindurch und tut dies nach dem Tod mit eigener Sehnsucht nach Reinigung und Befreiung. *Jeder* Mensch setzt anschließend seinen Weg in den «Himmel» fort, d.h. in die höheren Gebiete der geistigen Welt, bis zu seiner Wiederverkörperung als ein Verwandelter auf der Erde.

## Die Sonnensubstanz des Karma

Wenn wir uns zu einer Mahlzeit gemeinsam an den Tisch setzen, dann können wir vor dem Essen einen Moment innehalten. Wir versuchen uns zu besinnen und die Dankbarkeit hinzulenken auf das göttliche Geschehen im Kosmos, das uns die Natur als tägliche Nahrung schenkt:

«Es keimen die Pflanzen
In der Erde Nacht,
Es sprossen die Kräuter
Durch der Luft Gewalt,
Es reifen die Früchte
Durch der Sonne Macht.

So keimet die Seele
In des Herzens Schrein,
So sprosset des Geistes Macht
Im Licht der Welt,
So reifet des Menschen Kraft
in Gottes Schein.» (22)

Dieses Gebet wendet sich an den Ursprung der Speisen, die auf dem Tisch stehen, die wir essen werden, die übergehen werden ins venöse Blut und vom rechten Herzen empfangen werden. Diesen leiblichen Früchten stellt der Spruch die geistigen Seelen-Keime gegenüber, die in der Begegnung mit dem linken Herzen entstehen: «So keimet die Seele in des Herzens Schrein».

Diese Keime des Schicksals begleiten den Menschen nachtodlich auf seinem Weg. Der Engel, der zu jeder Individualität gehört, geleitet ihn von Erdenleben zu Erdenleben und führt ihn durch die geistigen Sphären der Planeten, ohne die sich die Erde sich nicht im Rhythmus des Tageslaufs drehen, ohne die die Erde nicht im Rhythmus des Jahreslaufes leben würde. (23)

Hat der Mensch nachtodlich die Monden-Sphäre durchlebt, dann erreicht er nach der Merkur- und Venussphäre, die wir hier übergehen müssen, die Sonnensphäre, die geistige Welt der Sonne. Hier entwickelt sich aus den geistigen Keimen, die im vorigen Erdenleben im Herzen entstanden sind, das Schicksal des nächsten Erdenlebens. Wie sie aus dem Zusammenleben mit den Mitmenschen hervorgegangen sind, so entwickeln sich diese Keime auch hier in einem intimen geistigen Zusammenleben und Zusammenwirken der Menschen, die das vorige Erdenleben mit uns durchlebt haben, weiter. Alles Trennende zwischen den Menschen ist ja weggefallen durch den Wegfall der physischen Leiber. Auf der Erde «zum eigenen Schicksal erwachen» heißt: sich an dieses Zusammensein und Zusammenerleben in der Sonnensphäre erinnern. Mancher kann im Rückblick auf sein Leben die erste Begegnung mit dem geliebten Ehepartner in die Worte fassen: «Da ging die Sonne auf!»

Im Leben dieser Sphäre ist der Mensch aber auch hineingewoben in das Licht und die Wärme jener hohen geistigen Wesen der Sonne, die ihm auf der «alten Sonne» schon den Ätherleib verliehen haben und die seit Beginn der Karma-Bildung die Schicksalswege der Menschen tragen und ordnen.

Nach dieser Sonnenphase setzt sich das Leben fort durch die Mars- und Jupiterzeit bis in die Welten-Mitternachts-Zeit der Saturn-Sphäre. Auf diesem Weg wird der Mensch immer mehr eins mit dem Makrokosmos, er lebt sich hinein in die Welt der 1. Hierarchie, die ihn in den Willen des Vatergeistes trägt. Hier vollzieht sich nun die Umwendung zur Erde. Auf dem Rückweg durch die Planeten-Sphären werden die geistigen Organanlagen seines künftigen physischen Leibes gebildet. Noch ganz als «Menschen-Welten-Wesen» sich fühlend, erhält er als erstes die Sinnesorgane aus den Kräften der Saturnsphäre, dann die Denkorganisation seines Gehirns in der Jupitersphäre und dann die Sprachorganisation in der Marssphäre. Wenn er dann wieder in die Sonnensphäre eintritt, «beginnt der Mensch sich wiederum als Einzelwesen abzuschließen. Es dämmert leise das Gefühl auf: Du gliederst dich heraus aus der Welt. Das ist aber damit verbunden, dass nun die Uranlage des menschlichen Herzens dem Menschen eingegliedert wird ... Von ganz besonderer Wichtigkeit ist, dass der Mensch sich zusammenkonzentriert in Bezug auf das, was er seelisch, moralisch und geistig ist, denn das alles ist im menschlichen Herzen konzentriert». Und ehe die Herzanlage sich verbindet mit der Embryonalanlage des künftigen Menschenleibes, «ist das Herz im Kosmos ein geistig-moralisch-seelisches Wesen im Menschen ...». (23)

Dieses Wesen ist das «höhere Ich» mit seiner Schicksalsgestaltung, die es im Verein mit den Wesen der geistigen Hierarchien gebildet hat. «Dieses Zusammankonzentrieren seines Seelisch-moralisch-Geistigen erlebt der Mensch in Gemeinschaft mit den hohen Sonnenwesen, mit jenen Sonnenwesen, die eigentlich die schöpferischen Kräfte des Planetensystems und damit des Erdendaseins in der Hand haben.» (23)

Nur in Ehrfurcht vor den göttlich-geistigen Wesen, denen wir unser Dasein verdanken, kann dieses Geschehen erfasst werden. Es sich zu eigen zu machen und daraus die Lebenskräfte des eigenen Lebens zu stärken, dazu hilft die rhythmische Hingabe in der Meditation, die Rudolf Steiner vier Wochen nach der eben wiedergegebenen Darstellung gegeben hat, die «Grundstein- Meditation» (24). Sie spricht die drei Glieder des leiblichen Menschen an. Nachdem sich die Menschenseele ihr Leben in den Gliedern meditativ bewusst gemacht hat, spricht sie zu sich im zweiten Schritt:

«Menschenseele!
Du lebest in dem Herzens-Lungen-Schlage,
Der dich durch den Zeitenrhythmus
Ins eigne Seelenwesensfühlen leitet»

Diesen Prozess versuchten wir in der Blutbewegung im 3. Kapitel zu erfassen. Nun folgt, was wir in diesem Kapitel entwickelt haben:

«Übe Geist-Besinnen
Im Seelen-Gleichgewicht.
Wo die wogenden
Welten-Werde-Taten
Das eigene Ich
Dem Welten-Ich
Vereinen.»

Wir denken zurück an das Herz als Waage. Das «eigene Ich» wird seiner selbst am Erdenwillen im rechten Herzen bewusst; das «Welten-Ich» wirkt hinein ins linke Herz. Die wogenden Welten-Werde-Taten der Sonnenwesen schaffen die Keime unseres Schicksals. Es wird ein Teil unserer zukünftigen Welt und unseres Lebens in ihr werden.

«Und du wirst wahrhaft fühlen
Im Menschen-Seelen-Wirken.
Denn es waltet der Christus-Wille im Umkreis
In den Weltenrhythmen Seelen-begnadend.»

Damit wird ausgesprochen, wie das höchste Wesen der Sonnensphäre, der Christus, in der Karma-Bildung wirkt. Er folgte dem Menschen, der in die irdische Geschlechter-Trennung versetzt wurde, nach und verkörperte sich selbst. Als er den Tod überwunden hatte, kehrte er nicht zurück in die Sonnensphäre, sondern er trägt seither die geistigen Sonnenkräfte in der Ätherhülle der Erde.

Eine wesentliche Geste der Sonnenkräfte im Leben der Erde ist Metamorphose, ist Verwandlung, wie sie Goethe in der Urpflanze erfasste. Die Sonnensubstanz der Verwandlung ist es, womit «der Christus-Wille im Umkreis in den Weltenrhythmen» die Menschenseele durch das Karma begnadet. In seinem Weltenrhythmus hat sich die Kraft der Selbstfortpflanzung metamorphosiert. Sie wurde dem Menschen geschenkt als Kraft der Selbstbefruchtung im Karma.

Von diesem Mysterium hat auch der Evangelist Johannes im 8. Kapitel in einer bewegenden Szene berichtet:

«Aber die Schriftgelehrten und Pharisäer brachten eine Frau zu ihm, im Ehebruch ergriffen, und stellten sie in die Mitte und sprachen zu ihm: Meister, diese Frau ist ergriffen auf frischer Tat im Ehebruch. Mose aber hat uns im Gesetz geboten, solche zu steinigen, was sagst Du? Das sprachen sie aber, ihn zu versuchen, auf dass sie eine Sache wider ihn hätten. Aber Jesus bückte sich nieder und schrieb mit dem Finger auf die Erde (Abb. 51). Als sie nun anhielten ihn zu fragen, richtete er sich auf und sprach zu ihm: ‹Wer von euch ohne Sünde ist, der werfe den ersten Stein auf sie› und bückte sich wieder nieder und schrieb auf die Erde. Da sie aber das hörten, gingen sie hinaus, einer nach dem anderen, von den Ältesten an; und Jesus ward allein gelassen und die Frau in der Mitte stehend. Jesus aber richtete sich auf und sprach zu ihr: ‹Weib, wo sind sie, deine Verkläger? Hat dich niemand verdammt?› Sie aber sprach: ‹Herr, niemand›. Jesus aber sprach: ‹So verdamme ich dich auch nicht; gehe hin und sündige hinfort nicht mehr›.» (25)

Es ist eine rätselhafte Antwort an die Pharisäer. Jesus spricht nicht, sondern er bückt sich und «schreibt auf die Erde». Man kann die Antwort dieser «Bild-Sprache» aus der Anthroposophie so verstehen: Was sie zu verantworten hat, das wird sie, wenn sie wieder auf die Erde kommt, ein-

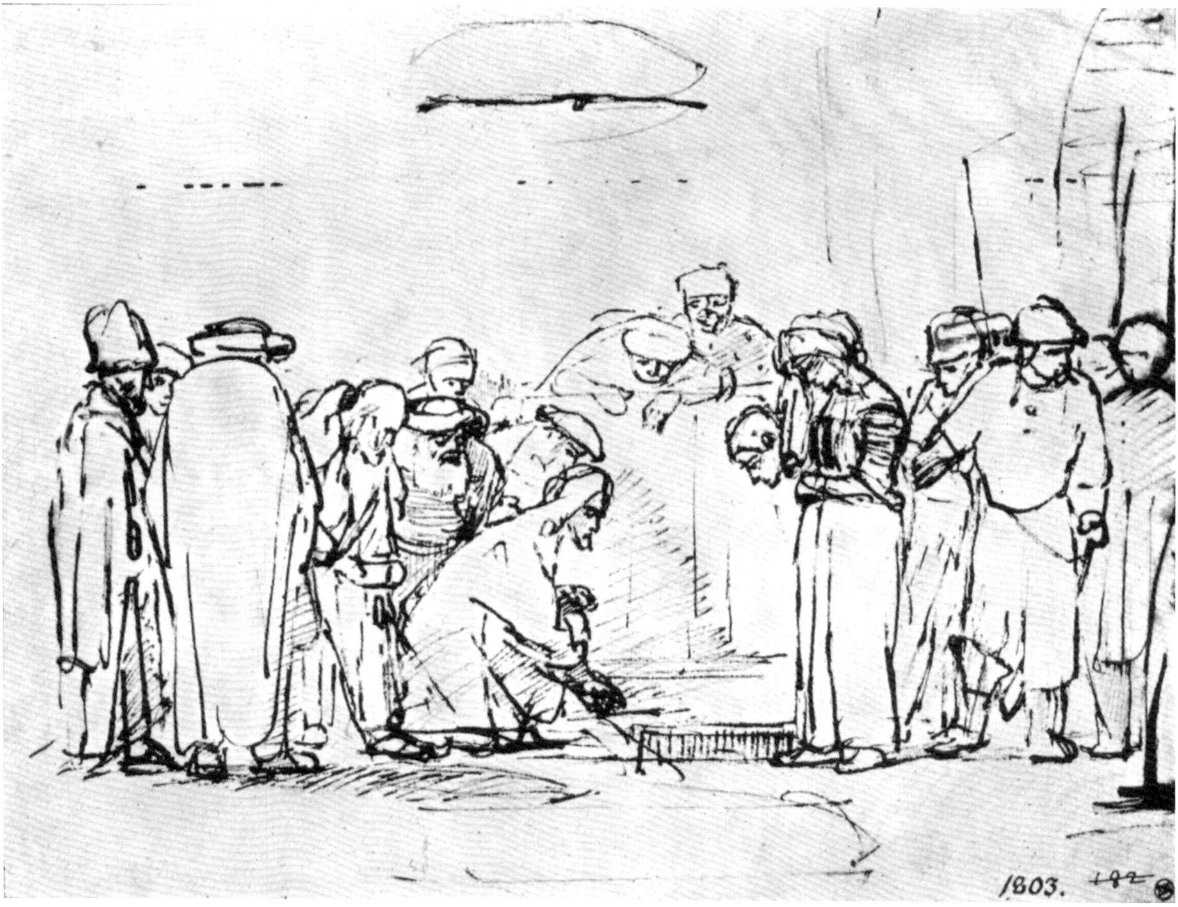

Abb. 51: *Christus und die Ehebrecherin* (Joh. 8). Federzeichnung von Rembrandt van Rijn.

geschrieben finden in ihr Erden-Schicksal, in dem sie sich weiterentwickeln wird «durch meine Hilfe nach dem Tode» (26). Diese Deutung wird auch vom Fortgang des Textes bestätigt: Unmittelbar danach wendet sich Christus zu seinen Jüngern, also an seine intimeren Schüler, mit den Worten:

«Ich bin das Licht der Welt. Wer mir nachfolgt, der wird nicht wandeln in der Finsternis, sondern wird das Licht des Lebens haben» (25). Damit offenbart sich Christus denen, die es auffassen können, als die Wesenheit der Sonne, die sich geistig der Erde verbunden hat und nach dem Tode im Bilden des Schicksals mitwirkt.

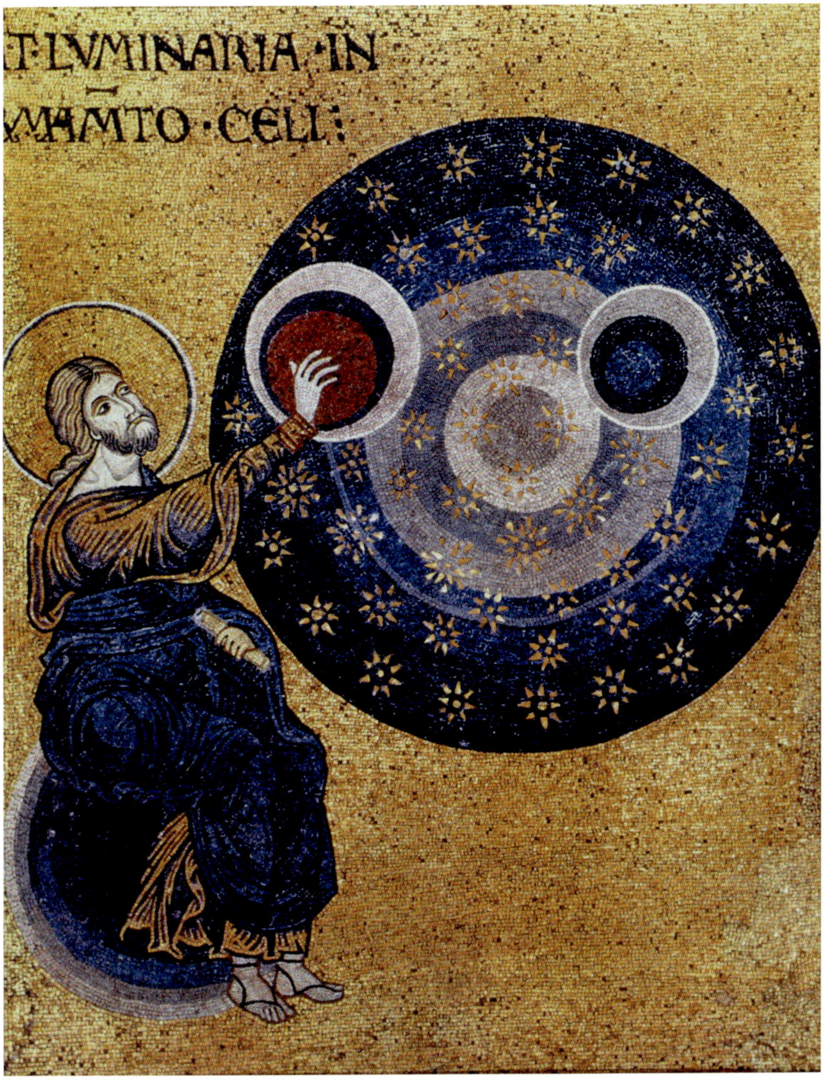


Abb. 52: *Die Erschaffung des Himmels und der Sterne mit Sonne und Mond.*
Mosaik, spätes 12. Jh., Kathedrale Monreale, Sizilien.

(Granger Historical Picture Archive / Alamy Stock Photo)

# 5. Aufrichtung und Herztätigkeit

Die Aufrichtung des Menschen ist sein «offenbares Geheimnis». Es beschäftigt die Anthropologie seit Aristoteles. Was dazu seither erarbeitet wurde (1–7), kann man so zusammenfassen: Das vierbeinige Tier zeigt, dass es sich in Naturgesetzen auslebt. Das aufrechte Stehen und Gehen des Menschen zeigt, dass er auf sich selbst gegründet steht und die Naturgesetze, in denen er lebt, von sich aus handhabt. «Das Tier wird durch seine Organe belehrt. Der Mensch belehrt die seinigen und beherrscht sie». (8)

Längeres Stehen kann für den Menschen aus verschiedenen Gründen, vor allem bei großer Hitze, zu Schwierigkeiten in der Kontrolle des Gleichgewichts führen. Was liegt dieser «orthostatischen Kreislauflabilität», die bis zum Niedersinken auf die Erde und zur Ohnmacht führen kann, zugrunde?

Mit der Aufrichtung fließen beim Erwachsenen ca. 700 ml venöses Blut vom Herzen weg, nach unten, der Schwerkraft folgend, in die Eingeweide und in die Beine. Damit entzieht die Aufrichtung dem Herzen schlagartig einen großen Anteil seines Füllungsvolumens! Man kann geradezu sagen: Die Aufrichtung versetzt den Kreislauf des Menschen kurzfristig an den Rand eines Volumenmangel-Schocks.

Schauen wir uns die Messwerte im Liegen und im Stehen genauer an:

Beim liegenden Menschen herrscht im Kopf und in den Füßen derselbe venöse Druck von ca. 8 mmHg. (Abb. 53)

Durch die Aufrichtung steigt der venöse Druck in den Füßen um das 10-fache, von 9 mmHg auf ca. 90–100 mmHg. In dem vom Kopf zum Herzen fließenden Blut fällt hingegen der Druck mit der Aufrichtung so stark ab, dass ein *Unterdruck* entsteht von – 40 mmHg. (9)

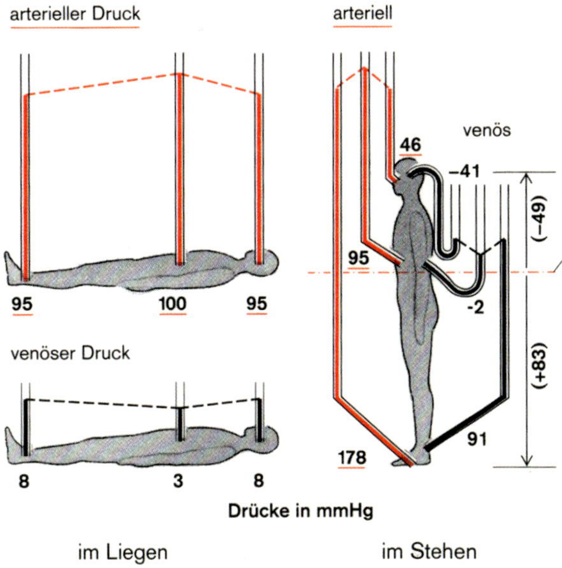


Abb. 53: Die Blutdruckwerte im Liegen und Stehen.

*Die Aufrichtung polarisiert also die venöse Blutzirkulation.* Sie versetzt die Region unter der Leber unter erhöhten Druck; über der Leberregion entsteht dagegen ein *negativer* Druck, also ein Sog. Der «hydrostatische Indifferenzpunkt», in dem die Körperlage *keine Druckänderung* bewirkt, liegt in der Höhe der Leber. Im rechten Herzen herrschen etwa – 3 mmHg.

Dieses Phänomen führt unmittelbar in die geisteswissenschaftliche Menschenkunde Rudolf Steiners hinein: «Solange Sie nicht unterscheiden zwischen diesem Oberen und Unteren, das durch das Herz vermittelt ist, werden Sie den Menschen nicht verstehen können, denn es ist ein Grundunterschied zwischen alledem, was in der unteren Organisationstätigkeit des Menschen vorgeht und dem, was in der oberen Organisationstätigkeit vorliegt. Will man in einer einfachen Weise diesen Unterschied ausdrücken, so könnte man etwa sagen: alles dasjeniges, was im Unteren vorgeht hat sein Negativ, sein negatives Gegenbild im Oberen.» (10).

## Mensch und Tier

Beim vierfüßigen Säugetier mit seiner horizontalen Lage der Wirbelsäule liegt das Herz vor dem Brustbein und damit am tiefsten Punkt des Rumpfes. Es befindet sich also unterhalb des Blutvolumens der Lunge und der Organe des Bauchraums: 70% des Blutvolumens befinden sich über dem Herz. Die Füllung des Herzens steht beim Tier unter der Mitwirkung der Schwerkraft. Das Tier lebt in seiner horizontalen Lage mit der Natur der Erde völlig im Einklang, die Erde füllt physisch sein Herz. Wenn der Mensch sich aufrichtet, fließen ca. 500 bis 700 ml Blut vom Herzen weg in die Bauchorgane und in die Beine, zur Erde hin. Im Stehen befinden sich dann 70% des Blutvolumens *unter* dem Herzen! (Abb. 54) Der Physiologe L. Rowell fand: «... a hydrodynamic analysis of the human circulation could lead to the conclusion, that human beings cannot stand up.» (11). Zu deutsch: «Wenn man die Strömungsdynamik des menschlichen Blutkreislaufs untersucht, könnte man zu dem Schluss kommen, dass Menschen nicht aufrecht stehen können». (Übers. A. H.)

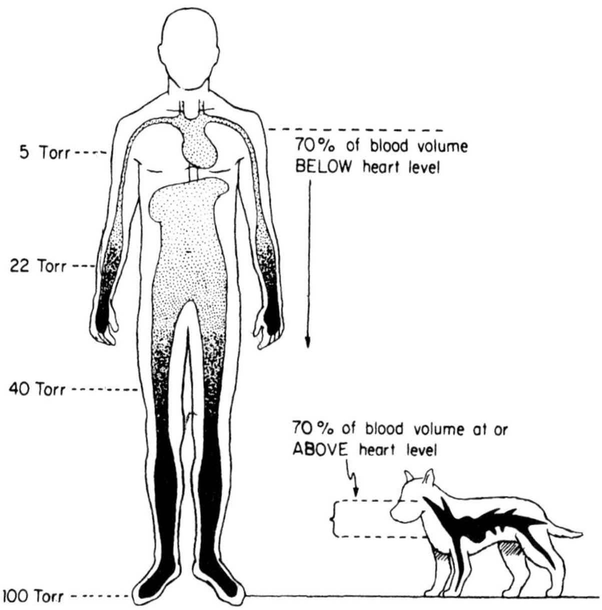


Abbildung 54: (12)

## Das Herz als Gleichgewichtsorgan

Schauen wir uns die Messwerte im Liegen und im Stehen in Abb. 55 genauer an. Diese Zusammenschau zeigt in der linken Spalte die Blutkreislauf-Verhältnisse im Liegen; in der Mitte sieht man die Verhältnisse im Stehen ohne Bewegung der Beine und rechts im Stehen mit leichten Bewegungen der Beine, wie man sie zur Aufrechterhaltung des Gleichgewichts unwillkürlich ausführt. Am Herzen zeigt sich in der zweiten Zeile die starke Abnahme des Druckes im rechten Vorhof und den starken Rückgang des Schlagvolumens durch die Aufrichtung. Am Zeitverlauf erkennt man, *dass das Herz sofort, «beim nächsten Herzschlag», auf den Volumen- und Druckabfall reagiert* (14), also *vor* den komplexen Antworten des Sympathikus durch Vasokonstriktion in der Peripherie, die erst nach mehreren Sekunden eingreifen. Diese hochsensible sofortige Antwort des Herzens durch Steigerung der Schlagfrequenz wird über den N. vagus vermittelt, den 10. Hirnnerv.

Das Herz nimmt also die Blutbewegung wahr, die in der Aufrichtung durch die Schwerkraft verursacht wird. Es reagiert als erstes, vor allen anderen Rezeptoren, und erweist sich damit als das *sensibelste Sinnesorgan des Kreislauf-Systems*. Seine Arbeitsweise ist dabei tatsächlich dieselbe wie die des *Gleichgewichtsorgans im Innenohr*, das ebenfalls über die Flüssigkeitsverlagerung der Innenohrlymphe auf die Aufrichtung reagiert. Im *Herz als Gleichgewichtsorgan* erscheinen die großen Hohlvenen Vena cava superior und Vena cava inferior als die ins Blut versetzten «Bogengänge». Dies steht im Einklang mit seiner oben dargestellten Funktion als *Ohr* in den Scherkräften der Blutbewegung (s. S. 66 f.). «Denn letzten Endes, was ist das Herz? Letzten Endes ist das Herz nämlich ein Sinnesorgan, und wenn es auch zu den unterbewussten Sinnestätigkeiten gehört, was im Herzen vorgeht, so ist deshalb doch das Herz dazu da, dass gewissermaßen die oberen Tätigkeiten des Menschen wahrnehmen, empfinden können die unteren Tätigkeiten des Menschen». (10)

Zu diesen «unteren Tätigkeiten des Menschen» gehört die Kontrolle des Gleichgewichts im aufrechten Stand.

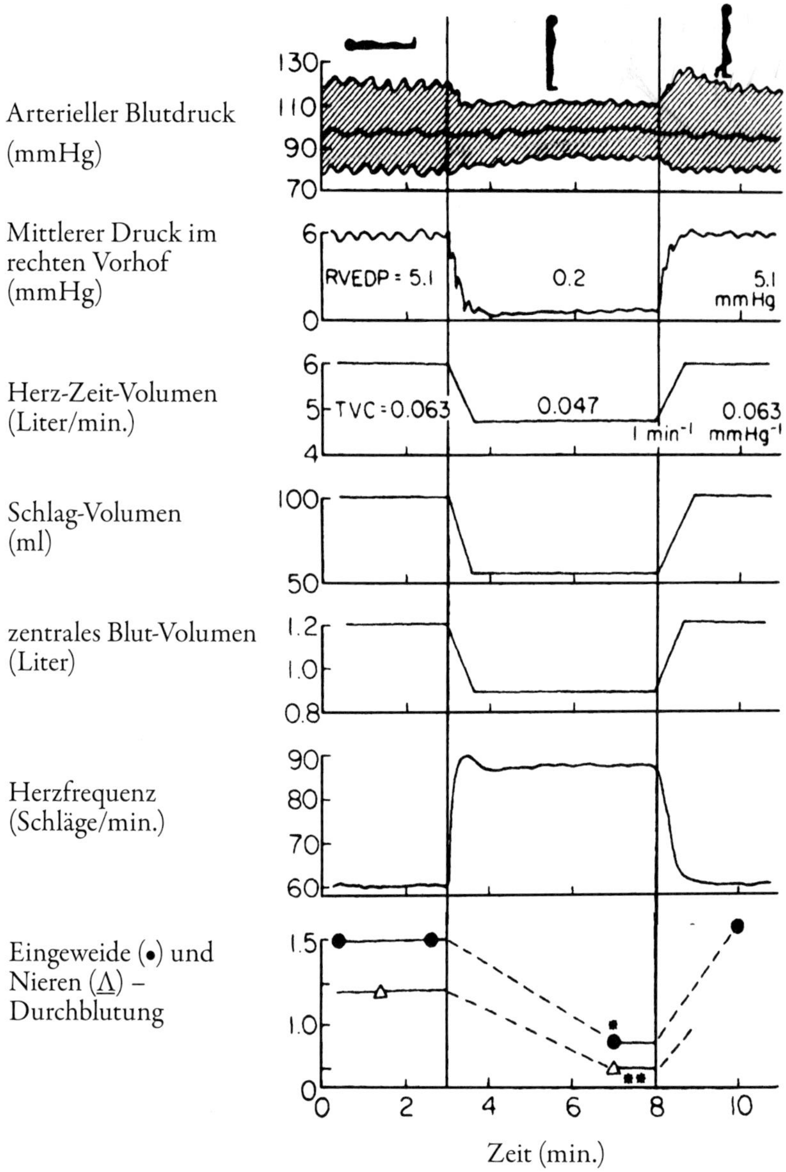


Abb. 55: Zusammenfassung der Normalwerte der Kreislaufreaktion auf die Aufrichtung. Ruhiges Stehen in der Mitte, leichte Beinbewegungen im Stehen rechts. (13) (Übersetzung A. H.)

## *Liegen, Stehen und Gehen*

Der Blick auf Abbildung 55 zeigt in der linken Spalte den Blutkreislauf unter den rein *von der Natur* gegebenen Verhältnissen. Dies ist die Körperlage im Schlaf und damit die Körperlage der Regeneration. In der Mitte zeigt sich eine empfindliche Störung, eine Art von kurzfristiger Gefährdung der Kreislauf-Situation. Rechts im Bild sehen wir die Überwindung der Gefahr, die in der «Opposition» gegen die Schwerkraft der Erde eintritt. In der Körpersprache des Blutkreislaufs zeigt diese Abbildung: «Auch das normale Eingreifen des astralischen Leibes und der Ich-Organisation in den menschlichen Körper ist eben nicht den gesunden Lebensvorgängen verwandt, sondern den kranken. Wirken Geist und Seele, so heben sie die gewöhnliche Einrichtung des Körpers auf; sie verwandeln sie in eine entgegengesetzte. Aber damit bringen sie den Organismus auf einen Weg, bei dem das Kranksein beginnen will. Er wird im gewöhnlichen Leben sofort nach dem Entstehen durch eine Selbstheilung reguliert.» (Abb. 56) (15)

## *Wie überwindet die Blutbewegung die Schwerkraft in den Beinen?*

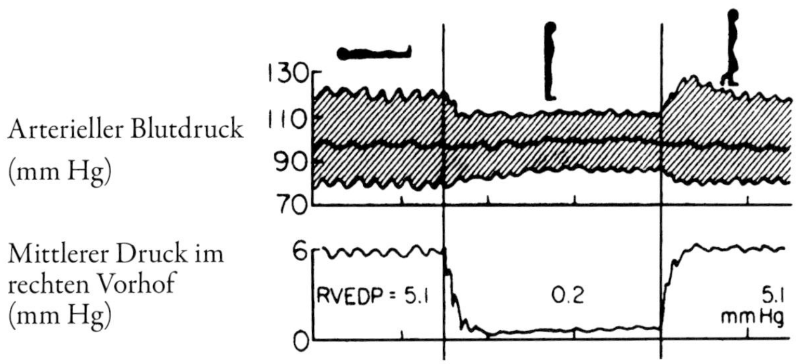


*«Gesundheit» – «Krankheit» – «Heilung»* Abb. 56

Betrachten wir die Aufrichtung zunächst am Bewegungsapparat. Während beim vierfüßigen Tier der Schwerpunkt des ganzen Leibes weit unterhalb der vier Unterstützungspunkte im Schulter- und Beckengürtel liegt – er soll beim Rind im Herzen selber liegen – befindet sich der Schwerpunkt des Rumpfes beim Menschen labil über den Hüftgelenken. (16) Mechanisch gesehen ist eine Ruhelage so unmöglich. Was ihn in Ruhe stehen lässt, das ist sein – gegenüber dem Tier – zum Selbst-Bewusstsein gesteigertes Wach-Bewusstsein, mit dem er im ersten Lebensjahr lernt, den Rumpf im labilen Gleichgewicht zu balancieren. (Abb. 57) Jede Störung des Bewusstseins, sei es Alkohol, seien es die Folgen von Sauerstoffmangel bei der Geburt, oder schon die schlichte Unaufmerksamkeit gefährdet den aufrechten Gang; im Schlaf ist er natürlich ausgeschlossen.

Weil er in den ersten beiden Lebensjahren durch die Aufrichtung und den Spracherwerb den Kehlkopf aus seiner angeborenen Position im hinteren Naseneingang nach unten, unter den Zungengrund zieht, wird der Luftweg für den Speiseweg frei zugänglich; beim Säugetier verbleibt er in der gesicherten Lage, durch die die Luftröhre wie ein Schnorchel aus dem Flüssigkeitsstrom der Nahrung herausragt. Nur der Mensch ist in bewusstlosem oder bewusstseins-getrübten Zustand für Aspiration gefährdet – Ärger oder Wut können bekanntlich dafür schon ausreichen. (Abb. 58)

Aufrichtung und Sprache sind vom denkenden Bewusstsein durchdrungene Bewegungsvorgänge, in denen das Ich sich seiner selbst als Wesen bewusst wird.

Im Aufrichten drängt das Ich die tierische Anordnung, auf vier Gliedmaßen zu stehen, zurück und gefährdet damit den Leib. Das Ich setzt an die Stelle der Vorderglieder die denkende Kontrolle seines Bewusstseins. Im Sprechenlernen zieht das Ich den Kehlkopf aus seiner gesicherten Position in die Gefährdung der Atmung durch Nahrungsflüssigkeit. Durch seine Wachsamkeit in der funktionellen Koordination von Schlucken und Sprechen setzt es seine wache Aufmerksamkeit an die Stelle der physisch gegebenen Sicherheit. «Dem Wesenhaften, das im Denken wirkt» (dem Ich, A.H.) – «obliegt ein Doppeltes: Erstens drängt es die menschliche (leibliche, A.H.) Organisation in deren eigener Tätigkeit zurück und zwei-

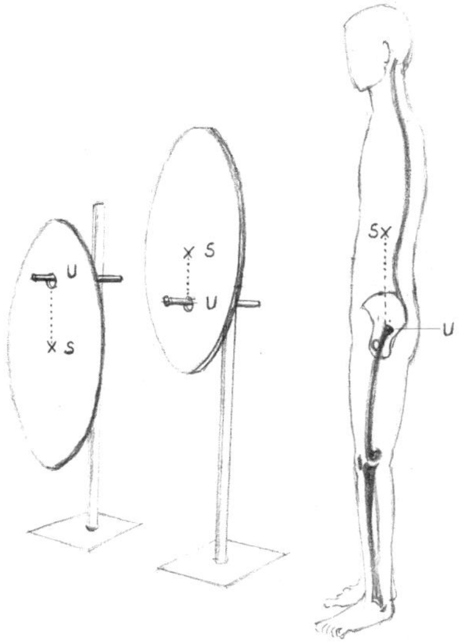


Abb. 57: Die mechanisch unmögliche Ruhelage des aufgerichteten Menschen: Der Schwerpunkt von Rumpf und Kopf ist über den Unterstützungspunkten der Hüftgelenke labil gelagert.

tens setzt es sich selbst an deren Stelle». (17) Vor diesem Hintergrund zeigt die Labilität des Kreislaufs durch die Aufrichtung auch hier die Ich-Organisation im Blut. Dem Tier ist die stabile Füllung des Herzens gegeben durch die Schwerkraft der Erde. Dieses «Angebot» wird vom Ich zurückgedrängt.

Wie kann das Ich diese Gefährdung, die Kreislauflabilität, die Gefahr der Ohnmacht, überwinden und *das Herz entgegen der Schwerkraft füllen?*

Eine persönliche Erfahrung während meiner Zeit als Assistenzarzt in der Kinderklinik Neuburg/Donau war für mich hier erhellend: Mein Chefarzt wollte, dass die Schwestern-Schülerinnen, die ich in Anatomie zu unterrichten hatte, bei Obduktionen zuschauen sollten. Sie fanden im Keller des Krankenhauses durch einen Pathologen statt. Ein verstorbener Säugling wurde seziert. Als der Bauchraum eröffnet war, bemerkte ich, wie eine neben mir stehende Schülerin eine weiße Nasenspitze bekam. Ich sagte zu ihr leise, um die Ausführungen des Pathologen nicht zu stören, «Schauen sie mal, da unter dem Leberrand schaut graugrün die Gallenblase heraus, die wir gestern besprochen haben». Die Schülerin beugte sich vor, erblick-

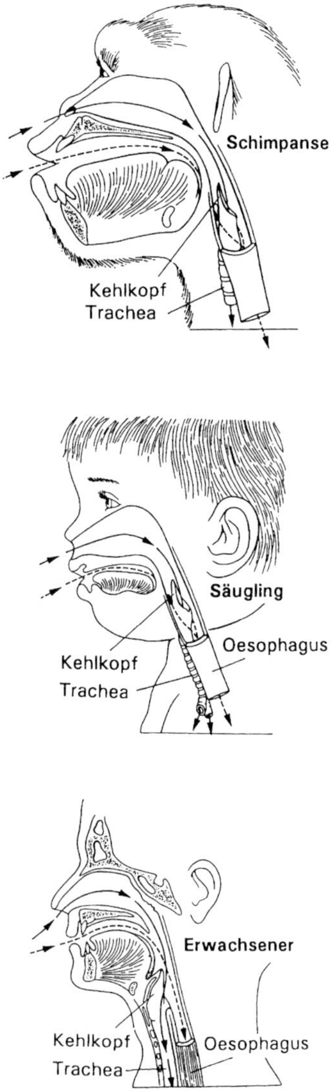


Abb. 58: Luft- und Speiseweg beim Tier, Säugling und Erwachsenen.

te die Gallenblase – und ihre Haut war wieder gesund durchblutet. Das von mir angeregte *aktive Interesse, die Erinnerung* an das im Unterricht Besprochene – diese Ich-Tätigkeiten in den Sinnen und im Denken demonstriert in diesem Beispiel: «In Wirklichkeit wird das Blut von der Ich-Organisation selber getrieben und kommt in Folge dessen überall in Bewegung». (18)

Wie können wir diesen Vorgang verstehen?

Der aufrecht stehende Mensch balanciert das Gleichgewicht auch bei äußerlich gesehen «ruhigem Stehen» durch minimale Bewegungen der Beine, die zwischen Entlasten und Belasten pendeln. Nun erzeugt kein Organ durch seinen Stoffwechsel eine so starke Blutbewegung (Volumen / Zeit) wie die *Muskulatur.*

Abbildung 55 (S. 108) zeigt in der mittleren und rechten Spalte, wie sich dies auf die Füllung des Herzens auswirkt: In der mittleren Spalte hat der Proband zunächst jede Beinbewegung unterdrückt. In der rechten Spalte sieht man, wie die Beinarbeit im Balancieren den Volumenverlust bei der Aufrichtung wieder ausgleicht, nachdem das Herz kurzfristig durch Frequenzsteigerung den Volumenmangel ausgeglichen hat.

*Indem das Ich vom Wachbewusstsein des Kopfes das labile Gleichgewicht wahrnimmt, erzeugt seine balancierende Muskeltätigkeit die Blutbewegung, die das Herz füllt. Sie ist der Wille im Gleichgewichts-Sinn.*

Was hier geschieht, wird eindrucksvoll durch ein Experiment beleuchtet.

Die Volumenförderung durch die Muskeltätigkeit hat auf den Kreislauf dieselbe Wirkung wie der Auftrieb im Wasser (Abb. 59 u. 60).

Dieser Auftrieb, der auch das Gehirn im Liquor aus der Schwere heraushebt, vermittelt hier im Experiment die ätherischen Kräfte aus der Natur. Im Gehen ergreift die Ichtätigkeit seine eigenen Ätherkräfte im Muskelprozess der Blutbewegung.

Wir finden das oben erwähnte Wirkprinzip der Aufrichtung durch die Ich-Organisation also im Blutkreislauf wieder. Beim Tier ist das Blut während der Füllung des Herzens in die Schwerkraft der Erde versetzt. Das Ich kehrt diese Blutbewegung um und lässt das Blut vom Herzen aus zur Erde hin fließen. Dann setzt es sich an deren Stelle, indem es mit seinem

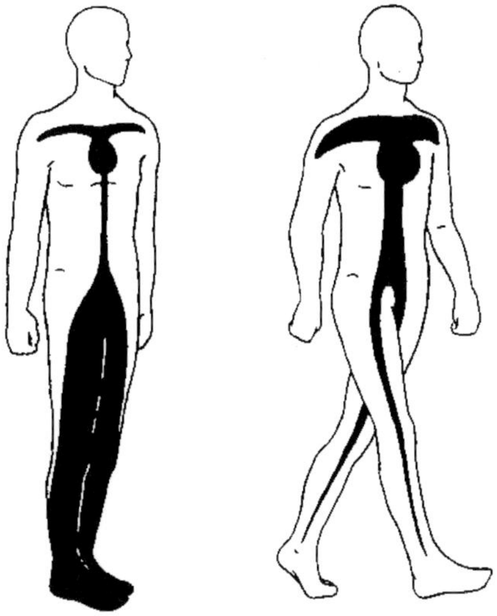

Abb. 59: Verteilung des venösen Blutes im Stehen und Gehen (11).

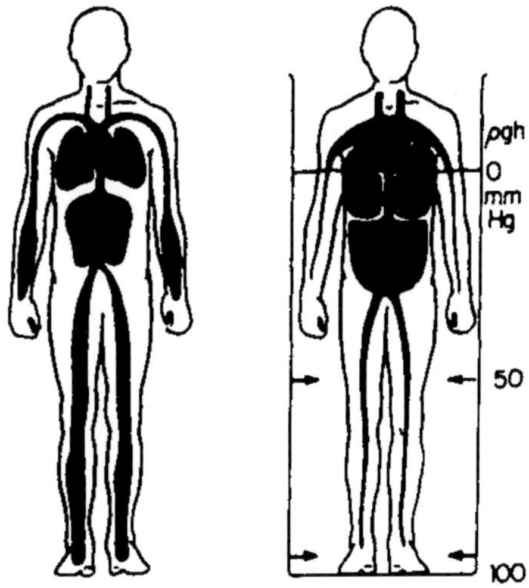


Abb. 60: Verteilung des venösen Blutes links in Luft, rechts in Wasser stehend (11).

Willen das Blut entgegen der Schwerkraft ins Herz strömen lässt. Das ist die Eigentätigkeit des Ich, dessen Wärme die Muskelstoffwechselprozesse steuert und dessen moralische Qualitäten sich, wie oben entwickelt, ins Ätherherz einschreiben, Karma zeugend (s. S. 91 ff.). In der Aufrichtung drängt das Ich die Wirkung der Schwerkraft aus der Blutbewegung zurück und setzt sich mit seiner eigenen moralischen Verantwortung als frei denkendes Wesen Karma bildend an deren Stelle.

Dieses Geschehen bringt die Sprache in Worten wie: «Aufrichtigkeit»; «zu einer Sache stehen»; für etwas oder jemanden «geradestehen» zum Ausdruck.

«Das äußere Organ für das Ich, das wissen Sie ja, ist das zirkulierende Blut. Das Ich könnte nicht wirken von oben nach unten, wenn es nicht im physischen Leibe sein Organ fände, das von oben nach unten in der vertikalen Richtung den menschlichen Leib durchzöge. Wo kann kein Ich sein, wie es der Mensch hat? Da, wo die Hauptblutrichtung nicht von oben nach unten geht, sondern wo sie horizontal läuft. Das ist in der Tierwelt der Fall. Das Gruppen-Ich der Tiere findet kein Organ, weil die Hauptblutlinie horizontal ist. Das ist der Unterschied, dass die Hauptblutlinie sich beim Menschen aufrichten musstc, damit in diese Hauptblutlinie das Ich des Menschen hineinkommen konnte. ... Da haben wir die Menschen, bei denen das Ich das Blut erfassen kann als sein Organ, weil die Hauptlinie dieses Blutes sich vertikal aufgerichtet hat». (22)

## Blutgefäßbildung und Vererbung

Die Ich-Tätigkeit drängt nicht nur die Schwerkraft aus der Füllung des Herzens zurück. Sie setzt sich auch an die Stelle der Vererbungskräfte. Wie oben erwähnt, findet Gefäß-Bildung an Fremdkörpern oder bei Entzündungen «losgelöst von allen unmittelbar wirkenden genetischen Bedingtheiten statt. Diese Blutgefäße entstehen prä- und postnatal ohne Rücksicht auf den Bauplan des Organismus ...» (siehe S. 26) Dass auch embryonal und fetal Gefäße «losgelöst von genetischen Bedingtheiten» entstehen, das zeigt sich eindrucksvoll am Venenmuster im Handrücken von *eineiigen Zwillingen*. (23). Ihre individuelle Differenzierung wird von den Kinderkrankenschwestern genutzt, um die beiden Kinder zu identifizieren und nicht zu verwechseln. Im Flughafen von Wien wurden zur Personen-Erkennung Scanner eingerichtet, die mit Infrarot-Messung das Venenmuster der Hand zur Identifizierung der Passagiere festhalten statt des Gesichts oder des Fingerabdrucks. Jeder kann bei sich selbst auch den starken Unterschied im Venenverlauf des linken und des rechten Handrücken feststellen, der die Asymmetrie im Gebrauch der Hände spiegelt. Die Individualität schreibt sich als Ich-Tätigkeit der Blutbewegung ebenso in die Gefäßbildung ein wie in die Hautleisten der Finger («Finger-Abdrücke»). Das tut sie aber nicht nur in der Peripherie – dieselbe Individualisierung finden wir auch im Inneren des Herzens. «The precise patterns of trabeculation show appreciable variability between individuals, and, like fingerprints, they seem to be unique for each individual heart.» (24)

# 6. Die Dynamik der Sprachartikulation in der Bewegung des Blutes

Mit der Aufrichtung hebt der Mensch die Arme und Hände aus der Einbindung in die Schwerkraft heraus. Sie werden frei für die Gesten der Sprache und zum Handeln. Auch die Atembewegung des Brustkorbs ist durch die Aufrichtung aus ihrer Einbindung in den Gang-Rhythmus der Vorderglieder befreit. (1) Wie in Kapitel 3 und 5 erwähnt, greifen Aufrichtung und Atmung stark in die venöse Blutbewegung ein.

Dies ist mit der Ultraschall-Dopplersonde eindrucksvoll zu hören. Zwar ist der Klang des Gerätes technisch erzeugt, seine Modulationen in Tonhöhe, Tonstärke und Zeitverlauf werden aber von der Dynamik der Blutbewegung erzeugt:

- Die präzise, rhythmisch scharf unterbrochene Klangstruktur mit hohen Frequenzen kennzeichnet den arteriellen Puls.
- Ein niederfrequentes, langsam anschwellendes Rauschen, das am Ende der Einatmung kurz zum Stillstand kommt und an einen Sandsturm erinnert, charakterisiert die venöse Strömung. Vom Herzrhythmus ist in der rein dargestellten Vene nichts zu hören, es sei denn, die Vene wird von der benachbarten Arterie berührt, sodass diese die venöse Strömung moduliert (Abb. 43, S. 71).

## Die Entdeckung der Sprache im Blut

Es war im Jahr 1980, als ich zu Beginn meiner ärztlichen Ausbildung bei einem Patienten die Venen zur Abklärung seines geschwollenen Beines untersuchte. Nachdem ich mit der Sonde des Ultraschall-Dopplergeräts

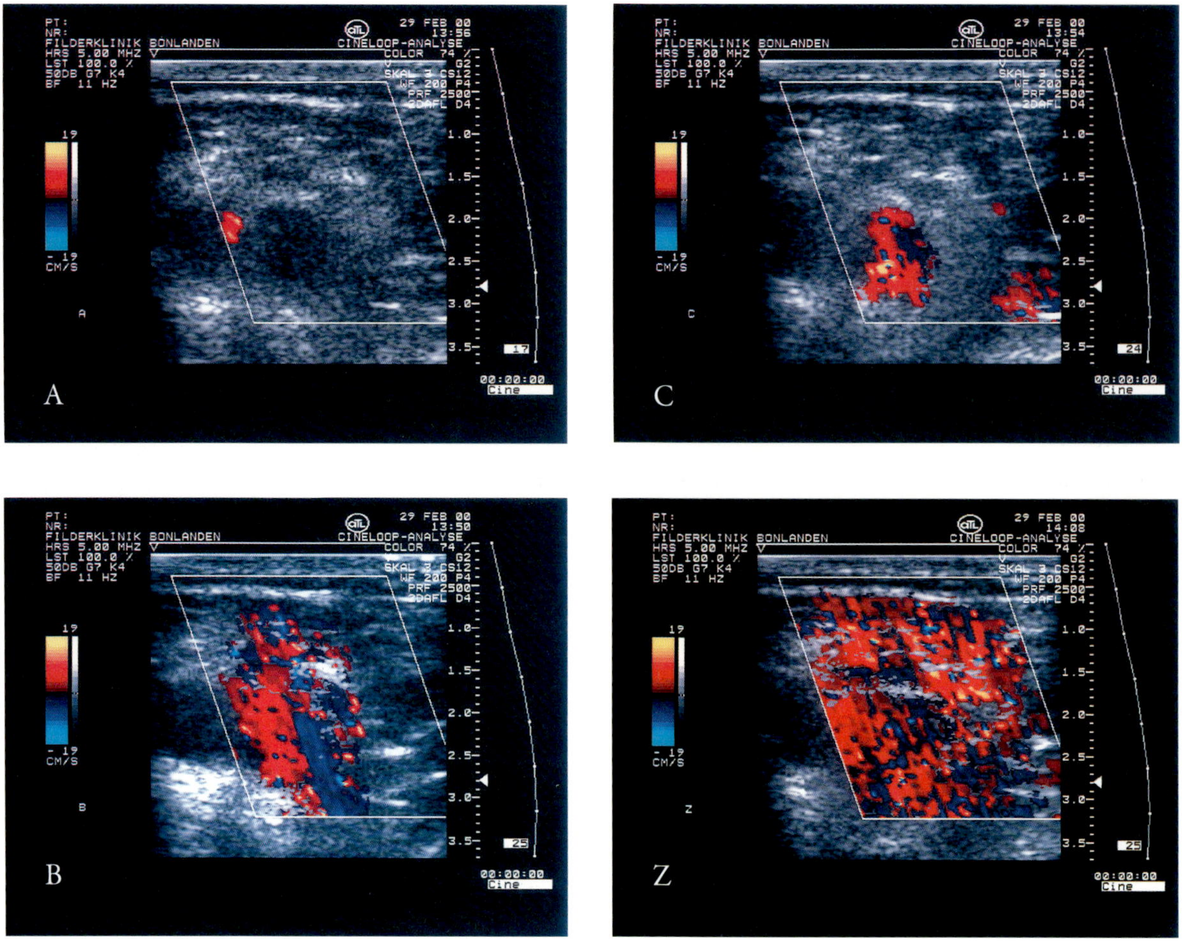


Abb. 61 – 64: Die Wirkung der Sprachlaute A, B, C und Z im venösen Blut der Leistenregion (V. femoralis). Aufnahmen mit dem Doppler-Ultraschallgerät am liegenden Probanden (4).

in der Leistenbeuge die Vena femoralis aufgesucht hatte, lachte der Patient gerade in diesem Moment über eine humorvolle Bemerkung von mir. Zu meiner Überraschung hörte ich sein Lachen im Blut! Das heißt, ich hörte, wie die venöse Blutströmung zeitgleich mit seinem Lachen in heftige Turbulenzen geriet. Da der Patient darüber ebenso erstaunt war wie ich, konnte ich ihn bitten, laut und deutlich seinen Namen zu sagen. Da waren Vor- und Nachname als klar differenzierte Strömungsfiguren im Blut hörbar. Nun bat ich ihn, die Laute des Alphabets einmal nacheinander laut zu sprechen. Ich war überrascht: *Jeder Laut gab ein anderes Strömungssignal.* Besonders prägnant waren die Stoßlaute. Bei den Vokalen kam die Strömung nur zum Stillstand wie beim Anhalten der Atmung.

18 Jahre später konnte ich dann 1999 in Zusammenarbeit mit dem Internisten Matthias Weidemann in der Filderklinik und mit dem Sprachgestalter Serge Maintier jeden Laut auch in Bildern festhalten.

Serge Maintier sprach jeden Laut des Alphabets zehnmal ohne vokalische Anlaute, also nicht «be» oder «ef» sondern «b» bzw. «f». Dabei zeigte sich eine eindeutige intraindividuelle Reproduzierbarkeit der Bilder (s. S. 1478 u. 179). Anfangs konzentrierten wir uns auf die Phase der Lautbildung, in der die Strömungsveränderung durch die Artikulation des jeweiligen Lautes ihr Maximum hat. Dieser Moment des Sprachvorgangs korreliert zeitlich mit dem Erklingen des Lautes in der Luft. In der Farbcodierung war dies als der Moment *maximaler Strömungsumkehr* sichtbar (Rot in Abb. 61–64).(2, 3)

Das Gerät (4) verbildlicht Richtung und Geschwindigkeit des venösen Blutes in der Vena femoralis am liegenden Sprecher. «Rot» bedeutet, dass das venöse Blut für die kurze Zeit des Sprachlautes seine Richtung umgekehrt hat, in die Peripherie. Von den elf Bildern pro Sekunde wurde dasjenige Bild ausgewählt, das die maximale Stauwirkung bzw. Rückstromgeschwindigkeit aufweist. – «Blau» bedeutet normale Strömungsrichtung (nur bei normaler Ausamtung vorhanden). – «Schwarz» im Bereich der Vene bedeutet, dass der Laut die venöse Rückströmung zwar zur Ruhe bringt, aber keine Strömungsumkehr verursacht. In der Regel ist das bei den Vokalen A, O und bei dem Konsonanten M der Fall (Abb. 65–67).

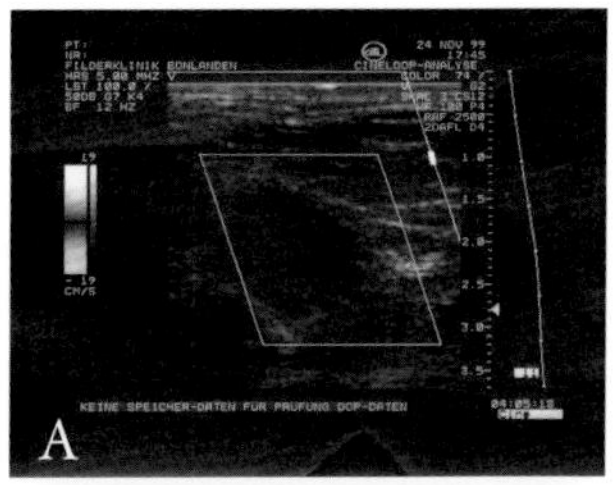


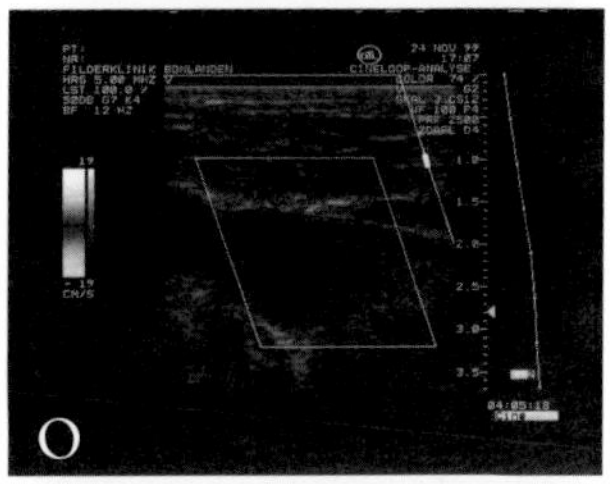


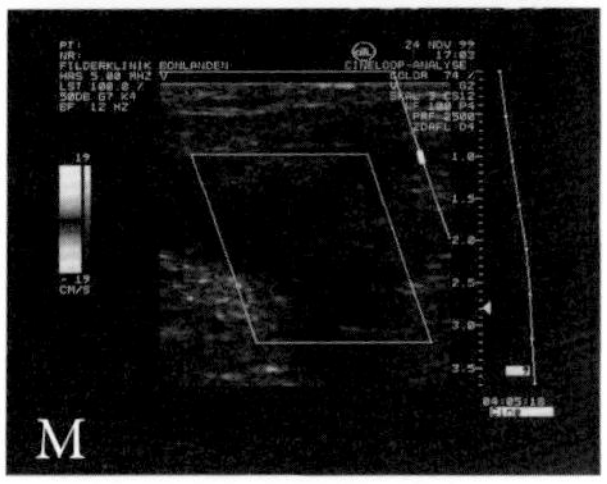


Abb. 65–67: Die Wirkung der Sprachlaute A, O und M im venösen Blut der Leistenregion (V. femoralis). Aufnahmen mit dem Doppler-Ultraschallgerät (4).

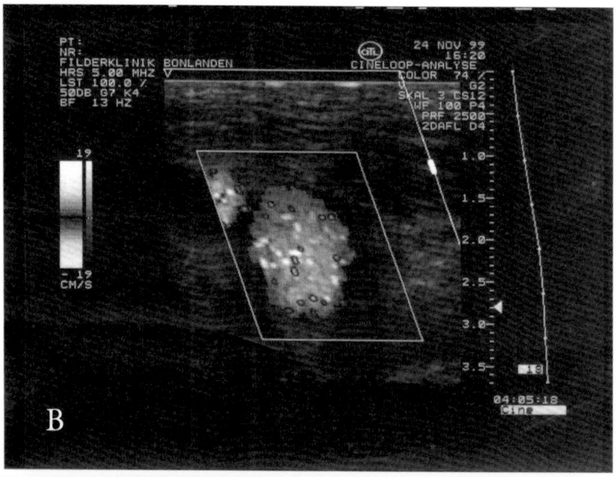
B

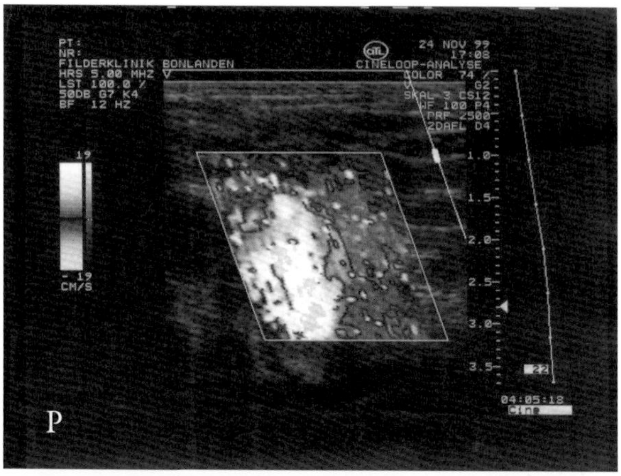
P

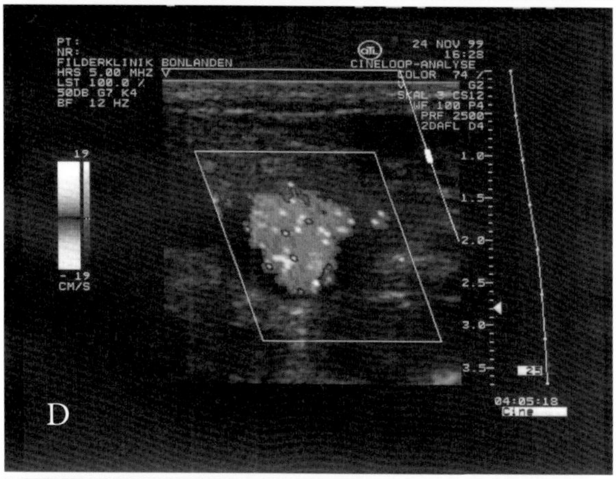
D

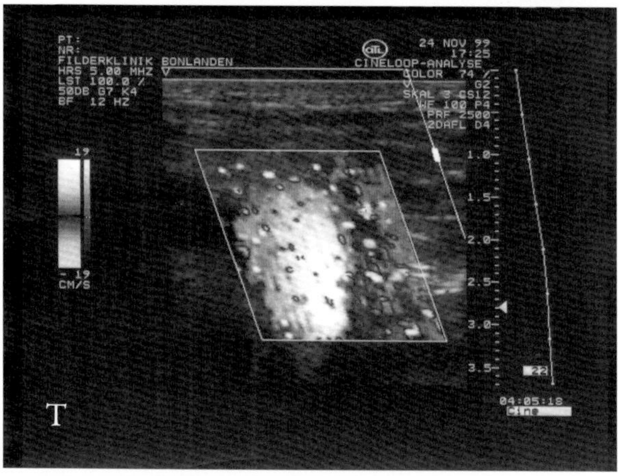
T

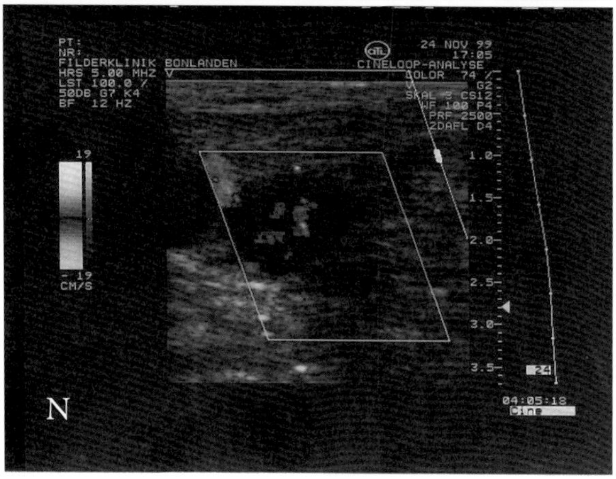
N

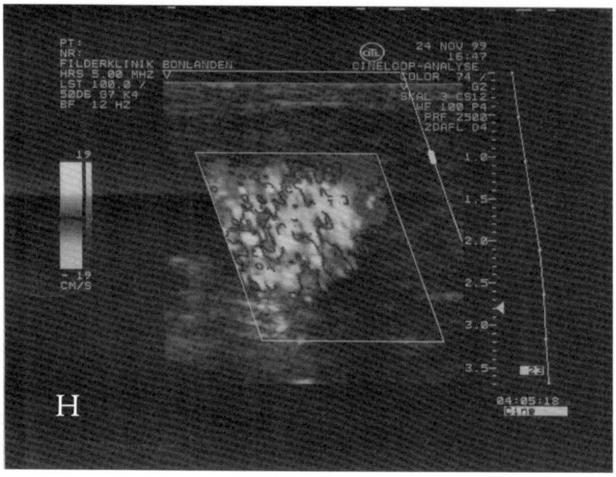
H

Diese Abbildungen zeigen, wie stark sich Vokale und Konsonanten in ihrer Wirkung auf die venöse Blutbewegung unterscheiden. Die Vokale A und O erzeugen keine Strömungsumkehr, die Phonation unterbricht lediglich den venösen Rückstrom der Ausatmung. Das Vokalisieren wirkt wie ein Anhalten der Ausatmung. Bei E, I und U findet man öfters einen leichten Rückstrom bei Steigerung der Lautstärke.

Die stärksten turbulenten Rückströmungen werden hingegen hervorgerufen durch die Stoßlaute B, P, D, T, G, K und N sowie durch die Blaselaute*.

Die Abbildungen 3–25 sind *Momentaufnahmen* im Augenblick der maximalen Strömungsumkehr, die zeitgleich mit dem Erklingen des Lautes stattfindet. (25)

*Den gesamten Zeitverlauf der Artikulation vom Einatmen bis zum Erklingen* und die abschließende Rückbildung der Blutlautform sieht man in Abb. 75 und 76 bei den Lauten G und Z (S. 120/121). Man erkennt, wie differenziert sich die *Zeitgestalt der Lautbildung* ins Blut einschreibt oder vielmehr «einspricht» (5). Die intraindividuelle Reproduzierbarkeit der Blutlautformen wird an einigen Beispielen auf Seite 178 ff. demonstriert.

## Die physiogische Rückwirkung der Sprache auf die inneren Organe

Rudolf Steiner muss mit seinen Forschungsmethoden solche Wirkungen der Sprache im Blut ebenfalls beobachtet haben, wenn er sagt: «Die Sprache, die der Mensch als Muttersprache aufnimmt, wurzelt sich ganz tief ein in das Atmungssystem, in das Zirkulationssystem, in den *Bau des Gefäßsystems,* so dass der Mensch nicht nur nach Geist und Seele sondern nach Geist, Seele und Körper hingenommen wird von der Art und Weise, wie sich seine Muttersprache in ihm auslebt.» (6).

Zu Übungen der künstlerischen Sprachgestaltung bemerkte er vor Schauspielern: «Tun Sie das, dann erreichen wir aber auch dieses, dass nun durch dieses Zusammenwirken der Blaselaute und Stoßlaute *zurückphysio-*

* Heute «Reibelaute» oder «Frikative» genannt.

Abb. 68– 74: Die Wirkung der Sprachlaute B, P, D, T, N und H im venösen Blut der Leistenregion (V. femoralis). Aufnahmen mit dem Doppler-Ultraschallgerät (4).

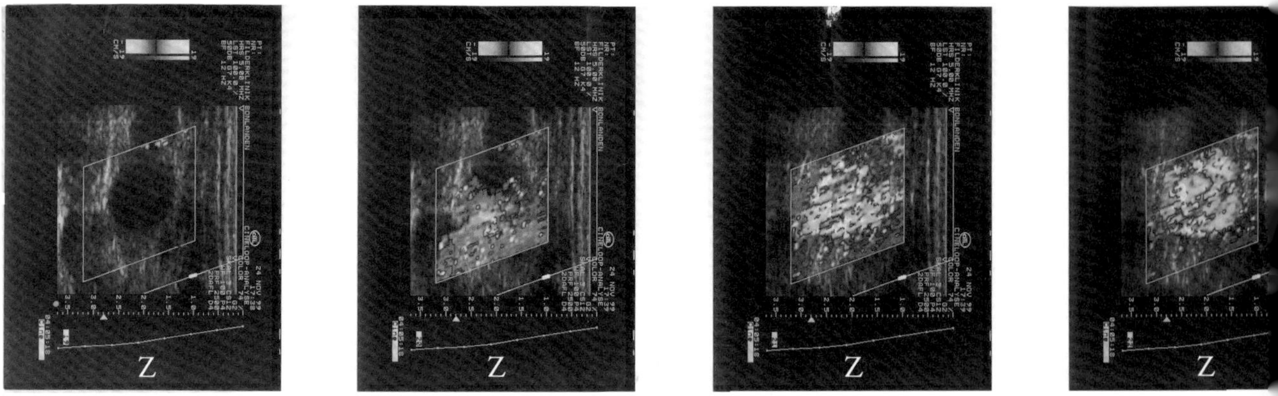


1 2 3 4

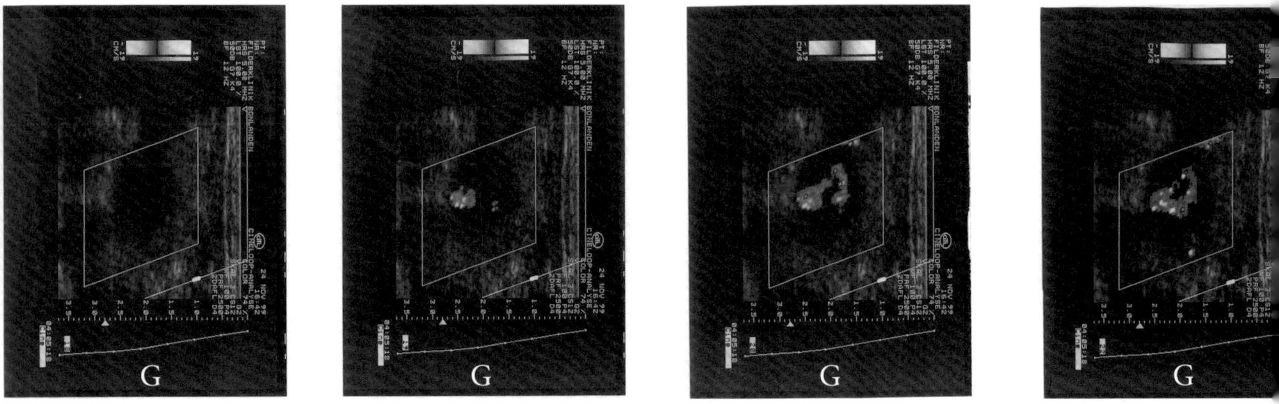


1 2 3 4

Abb. 75.1-8 und 76.1-8: Totalsequenz aller Bilder beim Sprechen der Laute Z und G bei einer Aufnahmefrequenz von 11 Bildern pro Sekunde. Man sieht die Entwicklung der Blutlautformen G und Z in den ersten acht Bildern. Bei Z erfolgt maximaler Rückstrom schon in Bild 3, bei G erst in Bild 5.

*logisiert wird auf unsere Organe. Wir bringen auf konsonantische Art unsere Organe in die richtige Vibration.»* (Hervorhebung A. H.) (7) Dies wird vor Ärzten im Heileurythmie-Kurs so formuliert: «Nun hängen ja alle diese Bewegungen, die das Konsonantieren betreffen, zusammen mit demjenigen in der Verdauung, was jenseits der Magen-Darm-Tätigkeit liegt. ... Wenn wir dasjenige ins Auge fassen, was Außenwand des Darms ist und wo sich der Speisebrei durchschiebt durch die Darmzotten... und dann übergeht in Lymphe und Blut (= Venenblut A. H.) ... so wirken solche Bewegungen auf alles dasjenige, was Verdauungstätigkeit ist in den Blutgefäßen, namentlich in den Nieren.» Nachdem Rudolf Steiner B und P erläutert hat als Heileurythmie-Gebärde, heißt es: «Diese Zusammenhänge

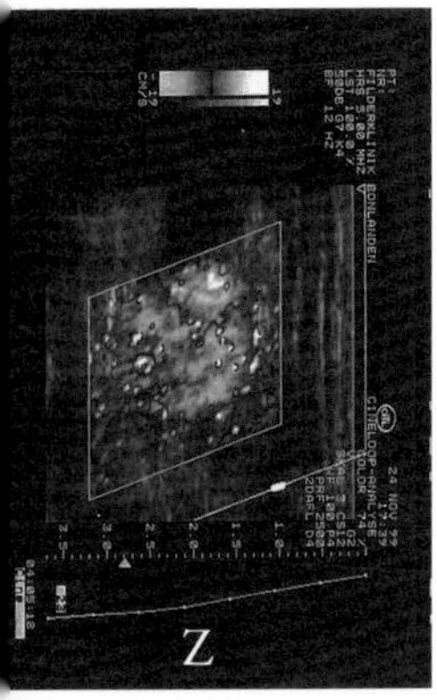


5

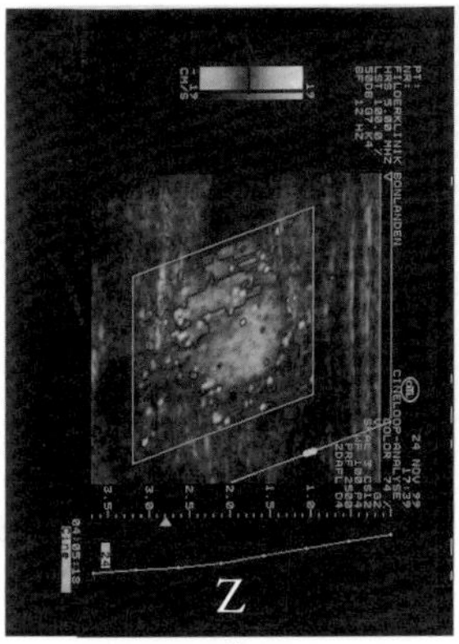


6

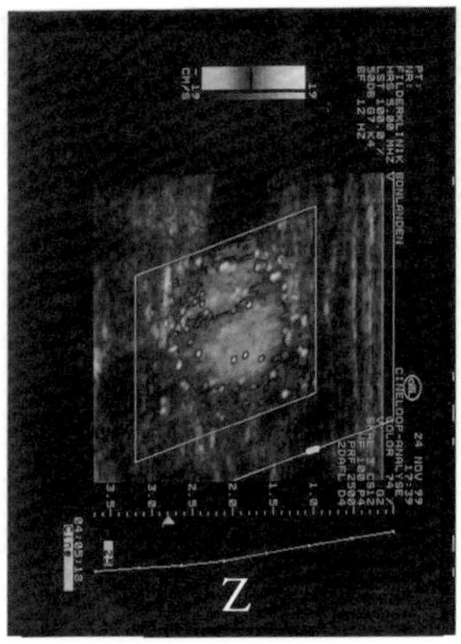


7

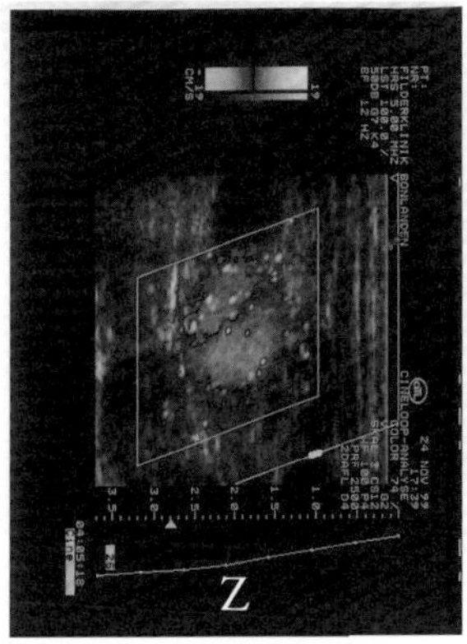


8

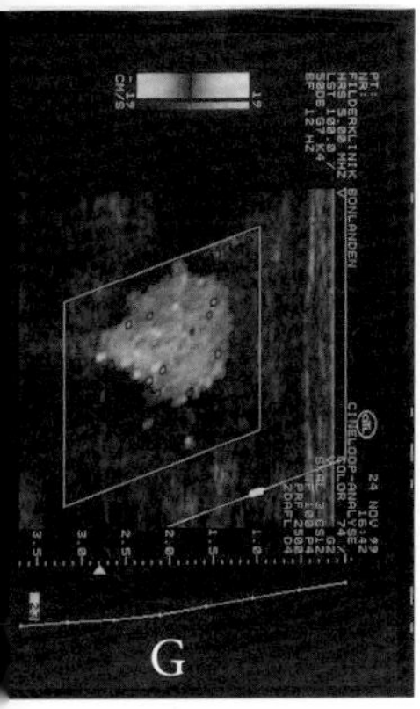


5

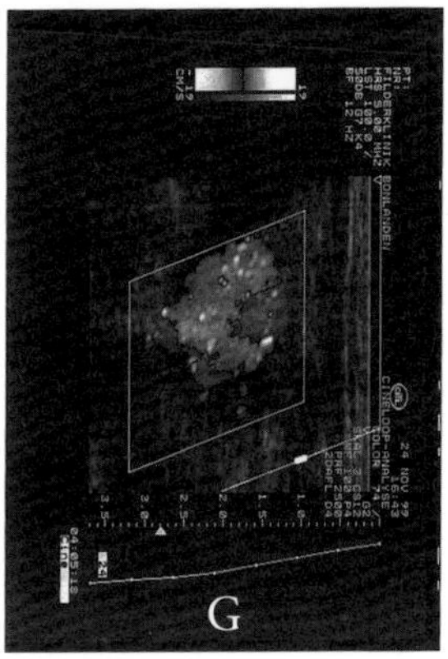


6

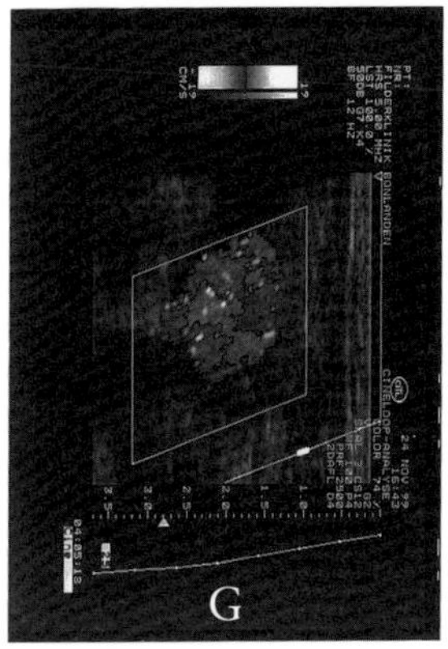


7

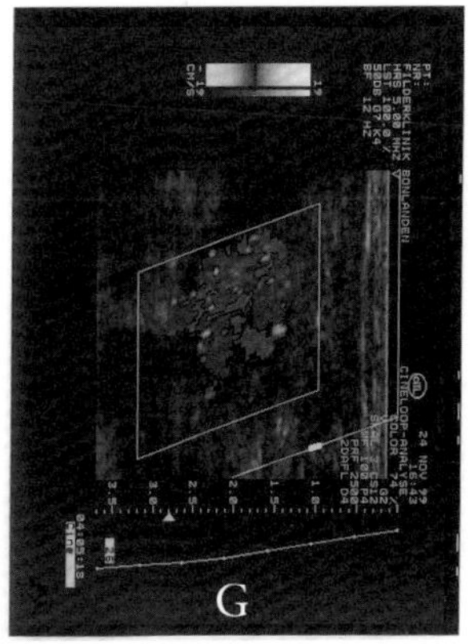


8

sind für den ganz gewiss außerordentlich interessant, der sich erinnert, *wie überhaupt das ganze Zirkulationswesen im Menschen eben zusammenhängt mit der Sprache,* und wie daher sich auch ein Zusammenhang herausstellt zwischen dem, was sich vom Stoffwechsel her in das Zirkulationssystem hineinschiebt und dieser besonderen Form des Lautierens, des Konsonantierens.» (Hervorhebung A. H.) (8)

Die ähnliche Wirkungsrichtung der wach lebendig gestalteten Sprache und der zu Heilzwecken metamorphosierten Eurythmie-Gebärden hängt damit zusammen, dass in der Eurythmie die ätherischen Bildebewegungen der Sprachlaute äußerlich im physischen Leib ergriffen werden. Bevor wir weiter unten auf die Lautformen der Eurythmie eingehen, betrachten wir

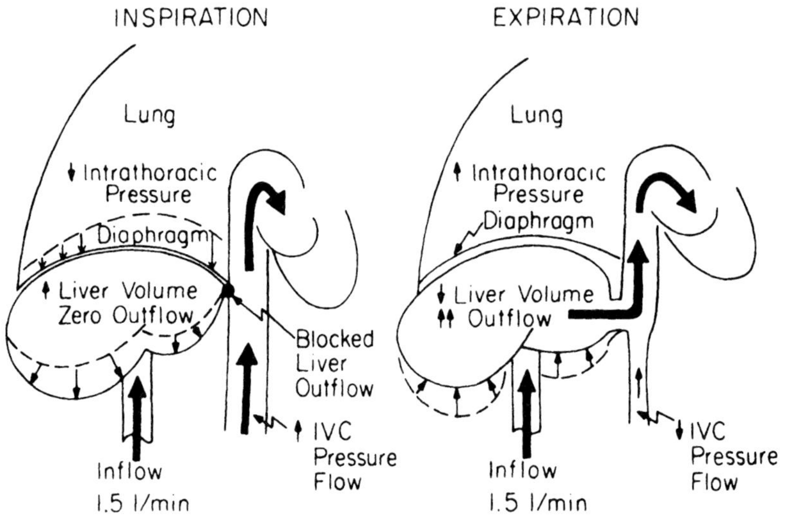


*Einatmung:* Die Leber schwillt an, der Ausstrom ins Herz ist blockiert.

*Ausatmung:* Die Leber schwillt ab, ihr Blut fließt ins rechte Herz.

Abb 77: Die «rhythmische Massage» der Leber durch die Atembewegungen des Zwerchfells (9).

genauer, «wie überhaupt das ganze Zirkulationswesen zusammenhängt mit der Sprache».

### *Der Eingriff der Atmung in die Blutbewegung nach der Geburt*

Erst nach der Geburt, mit dem ersten Atemzug, ergreift die Atemtätigkeit der Lunge die venöse Zirkulation. Solange Embryo und Fetus von der Mutter über die Plazenta mit sauerstoffreichem Blut versorgt werden, müssen wir von einer vergleichsweise kontinuierlichen Blutströmung im venösen Gebiet des Embryo und Fetus ausgehen. Wie stark die Atmung dann über das venöse System in die Organe hinein wirkt, zeigt sich prägnant an der Leber, die vom Zwerchfell aus fortan einer «rhythmischen Massage» unterliegt.

Mit dem Eingreifen der Atmung in die Umstellung des fetalen Kreislaufs wird die Architektur des Lebergewebes dramatisch verändert: *Jetzt erst entsteht die hexagonale Struktur der Leberläppchen mit der Lebervene als Zentrum.* (10)

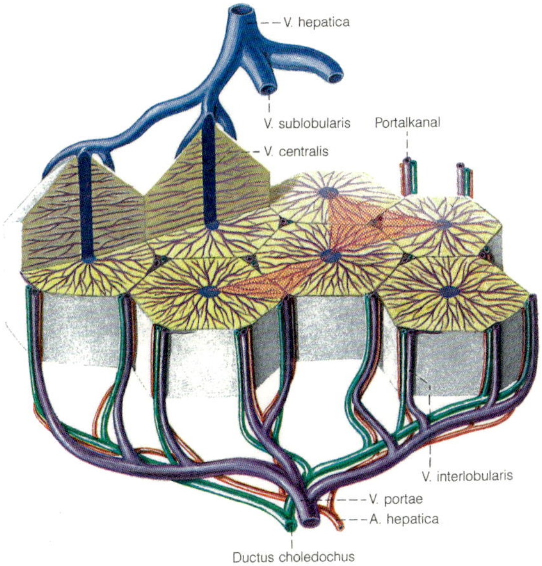


Abb. 78: Schema der hexagonalen Struktur der Leberläppchen. Siehe S. 171, Anm. 1.

## Plastiziert die Sprache auch das Gehirn?

Auch das Gehirn unterliegt den Druckschwankungen der Atmung, die sich über die Venen des Rückenmarks auf den Liquor zerebrospinalis (das Gehirnwasser) übertragen. Vor der Geburt wird das Gehirn von der Atmung «in Ruhe gelassen». Erst nach der Geburt «massiert» die Atmung auch das Gehirngewebe, zunächst durch Schreien nach Hunger. Und was geschieht im Sprechen lernen?

Die Druckwellen der Konsonanten pflanzen sich über die Venen rückwärts in das Gewebewasser. Wir sehen auf den Bildern, wie sich die Erschütterungen ins Gewebewasser fortpflanzen (siehe Abb. 61–74).

Sie wirken aber, wie an anderem Ort dargestellt, (11) auch über die Rückenmarks-Venen auf das Gehirnwasser und damit auf das Gehirngewebe, wenn das Kind sprechen lernt. «Indem wir sprechen, bringen wir den Atmungsdruck bis in unseren Rückenmarkskanal; dadurch bewegt sich dieser Druck nach dem Gehirn zu und wirkt formend auf das Gehirnwasser … und formt dadurch auch mit die halbfesten Teile des Gehirn». (12)

## *Die Muttersprache*

Die Muttersprache hört das Kind schon im Mutterleib vor seiner Geburt. Rainer Patzlaff hat in seinem umfassenden Werk zur Entwicklung der Sprache auf die «ethnischen Hörkurven» von Tomatis hingewiesen. (Abb. 79) (13)

Indem das Kind selbst sprechen lernt, beginnt es nun, die Leber und die übrigen Organe über die venöse Zirkulation mit der Artikulation seiner Sprache zu strukturieren.

«Die Sprache, die der Mensch als Muttersprache aufnimmt, wurzelt sich ganz tief ein in das Atmungssystem, in das Zirkulationssystem, in den *Bau des Gefäßsystems,* so dass der Mensch nicht nur nach Geist und Seele sondern nach Geist, Seele und Körper hingenommen wird von der Art und Weise, wie sich seine Muttersprache in ihm auslebt.» (6) Steiner spricht sogar von der Wirkung der Sprache auf den «Bau des Gefäßsystems», obwohl die Wirkung der Hämodynamik auf die Differenzierung im Bau der Gefäße (s. S. 24) damals wohl noch nicht bekannt war.

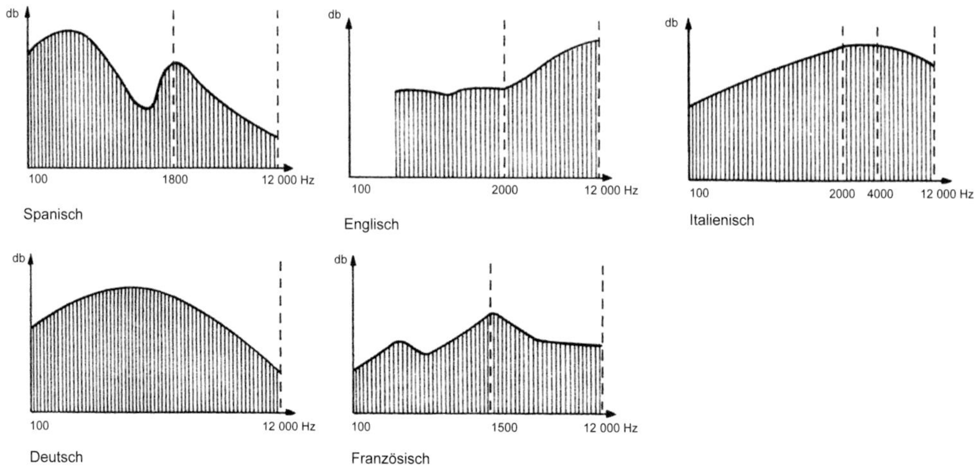


Abb. 79: Die im Mutterleib entwickelten charakteristischen Hörkurven der Muttersprache nach Tomatis (13).

*Der Hörsinn und der Sprachsinn sind in Flüssigkeitsprozessen tätig*

Wir wissen, dass beim Hörsinn die Luftschwingungen sich im Innenohr in Flüssigkeitsbewegungen verwandeln. Erst dort wird das Bewusstsein durch die Sinneszellen ermöglicht. Das Gehörte wird verinnerlicht durch die Atmung, die von innen den von außen aufgenommenen Tönen entgegenschwingt. Die Atembewegung des Liquor zerebrospinalis begegnet den Wellen der Innenohr-Lymphe (11). Vom aktiven Zuhörer oder Instrumentalmusiker wird die Atmung durch das in der inneren Vorstellung betätigte unhörbare Singen des Kehlkopfs moduliert. Dies ist die intentionale Seite des Lauschens, die wir aus dem Willen und Fühlen dem passiven Anteil des Hörprozesses entgegenbringen. So verstehen wir besser, warum nach Rudolf Steiner auch der Lautsinn oder Sprachsinn durch den Flüssigkeitsorganismus vermittelt wahrgenommen wird. Durch den Lautsinn «werden Säfte-Wirkungen hervorgerufen in einer wässrigen Substanz … der Säfteumlauf wird in eine gewisse Richtung gebracht … der Lautsinn durchbebt die wässrige Substanz des Menschen». (14) Diese Wirkungen werden für jede Sprache in einer spezifischen «ethnischen Tonkurve» manifest, auf die Rainer Patzlaff hingewiesen hat ( 3).

Die Wirkungen der Sprache gehen also in zwei Richtungen: nach oben in die Nerven-Sinnes-Organisation durch die Liquor – Modulation und nach unten in die Stoffwechsel-Organisation durch die direkte Modulation der venösen Zirkulation. Eine dritte Wirkung ist die klingende Luftgestaltung.

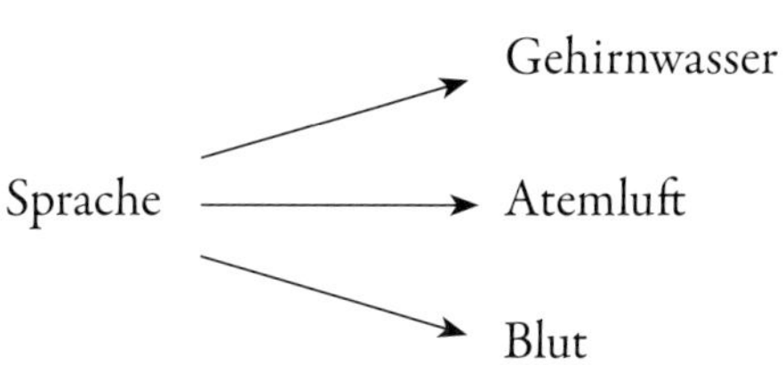

*Gibt es eine «Physiologie der Verantwortung»?*

Wie wir gesehen haben, pflanzt sich die Artikulation der Sprache aber vom venösen Blut aus in die gesamte extravasale Flüssigkeitszirkulation fort. Das Kind lernt sprechen in einem Alter, in dem die Gewebe der Organe noch viel weicher und flüssiger sind als später. Sprechend plastiziert das Kind seine Organe, es bahnt seiner Ich-Wesenheit den Weg in den Leib. «Während es sprechen lernt, spielt sich polarisch auch etwas ab in seinem Zirkulationsrhythmus, der ja die Vorgänge des Stoffwechsels in sich aufnimmt.» (6)

Wenn das herangewachsene Kind später geschlechtsreifereif wird, dann stellt sich im Sinne von Kapitel 4 für die Umwandlung des Ätherherzens im Zusammenhang mit der moralischen Entwicklung die Frage: Was bedeutet diese physisch-ätherische Dynamik des Wortes in der Pubertät, wenn im Blut die Triebe der Sexualität erwachen? «Wenn der Mensch hier in der physischen Welt steht, so ist es schon so: Was in seinem Blute pulsiert, begegnet sich geistig mit den Kräften, die aus der moralischen Sphäre hineinspielen und zwar so, dass der eigentlich moralische Impuls dasjenige, was gewissermaßen aufsteigt aus dem Blute, heraustreibt. Also stellen Sie sich vor, wir hätten hier einen Blutstrom und da strömt das Ich und wirkt die Moralität, dann muss die Moralität entgegenwirken dem zunächst strömenden Ich, muss die Gegenkraft zu diesem strömenden Ich sein». (Abb. 80) (15)

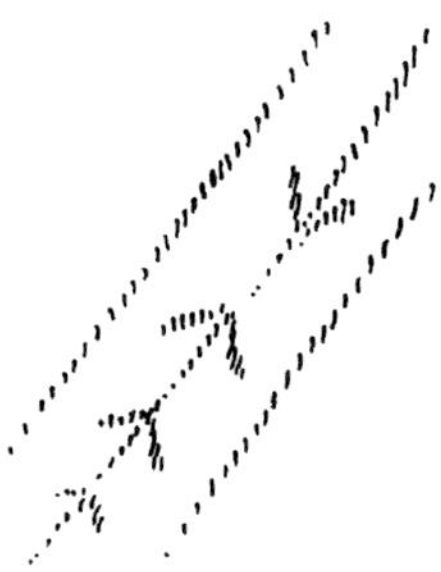

Abb. 80: Nach einer Wandtafelzeichnung Rudolf Steiners (siehe Text).

Was bedeutet vor diesem Hintergrund das Wort, das das Ich dem Blut von oben nach unten entgegenschickt? Das Wort spricht sich – Widerstand bildend – der von unten nach oben strömenden Stoffwechselströmung entgegen. Wie viel Wahrheit, wie viel Unwahrheit durch das Wort sich ins Blut als «moralische Nuance» einschreibt im Sinne von Kapitel 4, daran entwickelt sich durch Erziehung die Fähigkeit zur moralischen Verantwortung, die sich in der Stimme des Gewissens im Herzen zu Wort meldet.

Wir hören das Kind schon nach dem Rubikon, in dem sich das Ich in die Strömung von unten nach oben tiefer inkarniert, Sätze sprechen wie: «Das hast Du versprochen!» – «Du hast gelogen!» Später fallen zwischen den Erwachsenen Sätze wie: «Ich nehme Dich beim Wort!» – «Dafür übernimmst Du die Verantwortung».

## Die Erziehung zur Verantwortung und das neue Ätherherz

Wir erinnern uns: Das Erden-Ich und das kosmische Ich – sie bilden zwischen sich das «Intervall», in dem die Stimme des Gewissens im Herzen tönt. In die obere Strömung wirkt durch die Erziehung das Wort hinein. Wie die obere Strömung sich im Ringen um das Gleichgewicht verstärkt, hören wir im Stimmwechsel der Jungen.

In der moralischen Entwicklung der Ich-Organisation ab der Pubertät heißt das: Der Jugendliche lernt, sich selbst beim Wort zu nehmen; lernt seine eigenen Taten, lernt sein Leben zu verantworten. Wir verstehen dadurch, warum Rudolf Steiner für eine gesunde Entwicklung des Kindes und Jugendlichen so hohen Wert auf die Sprach- und Sprecherziehung gelegt hat. In einer 9. Klasse der ersten Waldorfschule waren Probleme mit einer Gruppe von Jungen aufgetreten. Von einer «gewissen Verwilderung» ist die Rede. «Sie haben die Türen des Lehrer-WC mit obszönen Dingen beschmiert». Nachdem Rudolf Steiner in der Lehrerkonferenz die Schüler einzeln besprochen hatte, sagte er: «Ein schwieriger Punkt für Kinder sind die Übergangsjahre. Da kommt man darauf, dass etwas geschehen muss. *Es ist zu wenig Schlagkraft und Stoßkraft in dem Deutschunterricht im 8. und 9. Schuljahr.* Es ist für sie tatsächlich der Deutschunterricht in Stil- und Aufsatzlehre so, dass sie nicht reif werden können. Sie schreiben so, dass sie keine Ahnung haben, was ein Satz ist … Der Deutschunterricht ist nicht ganz das, was er sein soll und das hat eine ungeheure Bedeutung für die Entwicklungsjahre der Kinder. Sie mutieren, Knaben wie Mädchen, genauso in Bezug auf die innere Stilisierung der Sätze wie sie äußerlich das machen in Bezug auf die Sprache». (16)

## Das Wort in der Kunst und in der Religion

Eigenständige, in Freiheit erworbene moralische Kompetenz erwirbt sich die spielende Seele des Kindes durch die Kunst. Es muss sich aktiv in die Erschütterungen durch die Musik, durch das Drama, in dem es eine Rolle übernommen hat, hineinleben können. In den Empörungserlebnissen und in den Begeisterungen, die dadurch das Blut erregen, lernt der Jugendliche, was es heißt, etwas zu verantworten, jemanden «beim Wort zu nehmen».

Was das Wort im Gebet oder im religiösen Kultus für die Entwicklung der Seele bedeuten kann, sei hier wenigstens angedeutet. Aus meiner eigenen Biographie kann ich berichten, was ich in dieser Hinsicht der Erziehung durch meine Mutter verdanke. Sie betete mit uns Kindern jeden Abend das folgende Gebet von Rudolf Steiner:

Vom Kopf bis zum Fuß
Bin ich Gottes Bild
Vom Herzen bis in die Hände
Fühl' ich Gottes Hauch
Sprech ich mit dem Munde
Folg' ich Gottes Willen
Wenn ich Gott erblicke
Überall, in Mutter und Vater,

In allen lieben Menschen
In Tier und Blume
in Baum und Stein
Gibt Furcht mir nichts
Nur Liebe zu allem
Was um mich ist. (17)

Ich liebte diese Abfolge der Gedankenbilder. Was mich aber tief im Willen ergriff, das war die Art, *wie* unsere Mutter dieses Gebet sprach. In ihrer Sprechweise war so tiefer Ernst, eine solche Überzeugung, in der Welt der Tatsachen zu leben mit diesen Worten, dass ich als Kind das Gefühl hatte: Meine Mutter steht zwar vor mir im Zimmer, aber eigentlich steht sie auf diesen Worten, auf einem geistigen Boden.

In der letzten seiner Jugendansprachen vor jüngeren Anthroposophen kam Rudolf Steiner direkt auf das Herz zu sprechen. Am 20. Juli 1924 fasst er die dramatische zivilisatorische Gegenwartskrise schlaglichtartig zusammen, indem er die tiefe Sehnsucht junger Menschen nach einem grundsätzlich anstehenden «erdbebenartigen Umschwung» kontrastiert, mit der gesellschaftlichen Erstarrung in «Phrase, Konvention, Routine» mit einem verhängnisvollen kollektiven Schlaf, um den Jugendlichen dann zuzurufen: «Unsere Herzen sind ... anders geworden. Wir tragen nicht mehr dieselben Herzen in der Brust. Unser physisches Herz ist hart, unser ätherisches Herz ist beweglicher geworden ... wir müssen neue Herzen haben.»

Zuletzt benennt er das Heilmittel, dem sich diese Herzen verdanken werden: «Deshalb: Begeisterung meine lieben Freunde! ... Begeisterung wird alles machen. Dann wird das Wort einen Sinn haben: Begeisterung trägt den Geist in sich. – Das ist etwas, das sehr natürlich ist. Enthusiasmus braucht man. Enthusiasmus trägt den Gott in sich. Da ist der Gott im Worte.» (18)

Noch tiefer inkarniert sich Sprache, wenn sie nicht nur vom Blut aufgenommen wird, sondern wenn sie von der Muskelbewegung des freien Willens ertriffen wird. Diesen Impuls der Eurythmie hat Rudolf Steiner aus dem Urphänomen der sichtbaren Sprache in der Luft beim Sprechen entwickelt.

## Die sichtbare Sprache in der Luft

Die Artikulationsprozesse der Sprache, die sich ins Blut einschreiben, gestalten gleichzeitig in bewegten plastisch-dynamischen Formen die Luft, die aus dem Mund strömt. «Alles dasjenige, was wir aussprechen, zeichnet in die Luft hinein eine gewisse Form, die man nur nicht sieht, die man aber durchaus als vorhanden voraussetzen muss, von der man sich sogar denken könnte, dass sie durch wissenschaftliche Mittel … fixiert würde.» (19)

Die Sprachforscher Johanna Zinke und Serge Maintier sind die Pioniere, die auf diesem Gebiet erstmals die sichtbare Sprache in der Luft dokumentiert haben (20).

«Was tun Sie also indem Sie sprechen? Sie versenken sich gewissermaßen in die Form ihres Ätherleibs und teilen sie der Luft mit. Sie bilden in der Luft ein Abbild ihres Ätherleibes … Denn was ist dieser Ätherleib? Er ist dasjenige, was die Kräfte des Wachstums, die Kräfte, die in Betracht kommen, um das Gedächtnis in die Wege zu leiten, was das alles enthält. Das alles teilen wir der Luftgestaltung mit, indem wir sprechen.» (19)

Aus dieser sichtbaren Sprache in der Luft, wie er sie imaginativ als Gebärden des Ätherleibes beobachtet hat, entwickelte Rudolf Steiner die Eurythmie als sichtbare Sprache. Sie ist das «bildgebende Verfahren», das zeigt, wie der Ätherleib, vom Ich und Astralleib durchdrungen den physischen Leib bewegt. Nicht erst in den Gebärden der Eurythmie, schon in den Luftlautformen der Sprache von Johanna Zinke deutet sich die kosmische Herkunft der Bildekräfte der Sprachlaute an. Ordnen wir nämlich diese Formen nach Rudolf Steiners Angaben für die Eurythmie den entsprechenden Tierkreisbildern zu, dann zeigt sich auf Abb. 83:

Vom Widder bis zum Krebs weisen sie nach oben; dort strömt das F horizontal.

Dann weist das T entschieden abwärts wie die folgenden Lautgebärden, die dem Herbst zuzuordnen sind: B, C, S, G und L (das L hat zugleich eine Strömung nach oben). Mit M und N richtet sich die Lautgebärde wieder nach oben bis zum W des Widders.

In den Richtungen der Luftgebärden spiegelt sich der Weg der Sonne im Jahreslauf.

## *Die Schulung des Wort-Bewusstseins in den Mysterien von Ephesus*

In den Mysterien von Ephesus, wie Rudolf Steiner sie überliefert hat, wurde dem Schüler diese dreifache Wirkung der Sprache bewusst gemacht. «Stellen wir uns vor, dies sei der Aushauch (siehe Zeichnung hellblau), dem eingeprägt würden gewisse Wortgebilde, die der Mensch spricht. Während dieser Aushauch, zu Worten geformt, aus unserer Brust nach außen strömt, geht nach unten die rhythmische Schwingung über in das ganze wässrige, in das flüssige Element, das den menschlichen Organismus durchzieht (tiefblau). ... Parallel geht mit diesem Sprechen ein Durchwellen und Durchwogen des Flüssigkeitsleibes in ihm. Die Flüssigkeit, die unterhalb der Sprachregion ist, kommt in Schwingungen, schwingt mit im Menschen. Und das ist es ja im Wesentlichen, dass wir das, was wir sprechen, begleiten mit dem Fühlen.» (21) Die Wärmewirkungen der Sprachwirkung bewirken in der Kopforganisation, dass wir die Worte denken. (Abb. 81 u. 82)

Dies lernte der Schüler erfassen als das mikrokosmische Abbild des makrokosmischen Logos in seiner Art, die Erde mit ihren Naturreichen zu gestalten. «So lebte sich der Schüler ein in das Kosmische, indem er in richtiger Weise sein eigenes Sprechen verstehen lernte: ‹In dir ist der menschliche Logos. Der menschliche Logos wirkt aus dir während deiner Erdenzeit und da bist du als Mensch der menschliche Logos›». (21)

Vor diesem Hintergrund kehren wir zu der Frage zurück, die in Kapitel 4 angesprochen wurde:

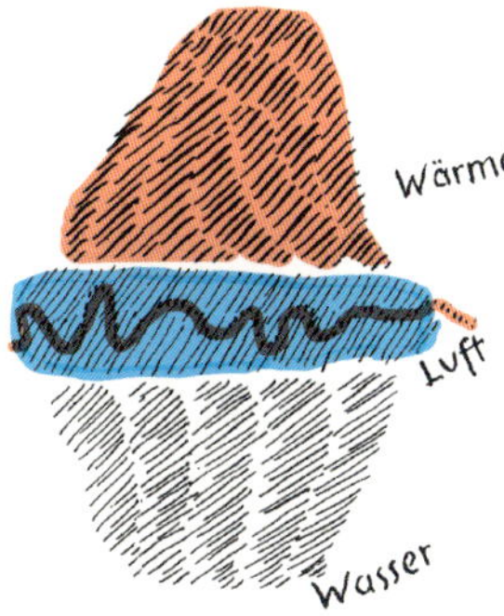


Abb. 81: Nach einer Wandtafelzeichnung Rudolf Steiners zu den Mysterien von Ephesus. (21)

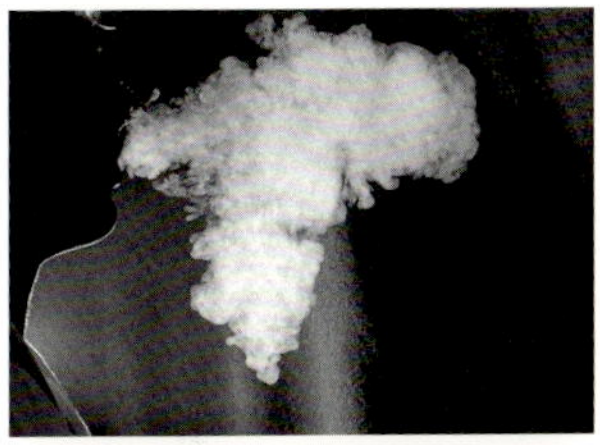

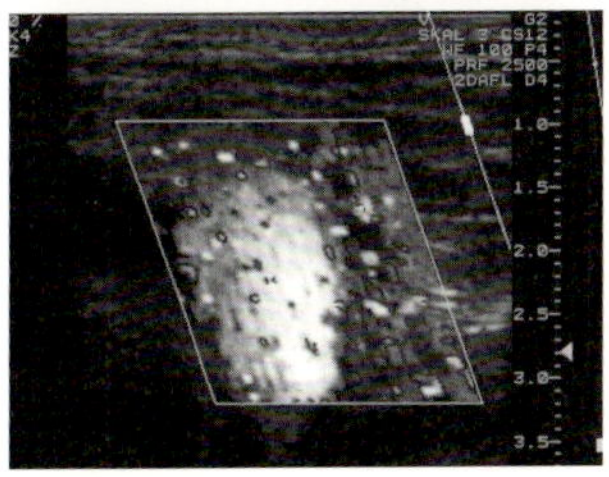

Abb. 82a/b: Luftlautform T (20) und Blutlautform T.

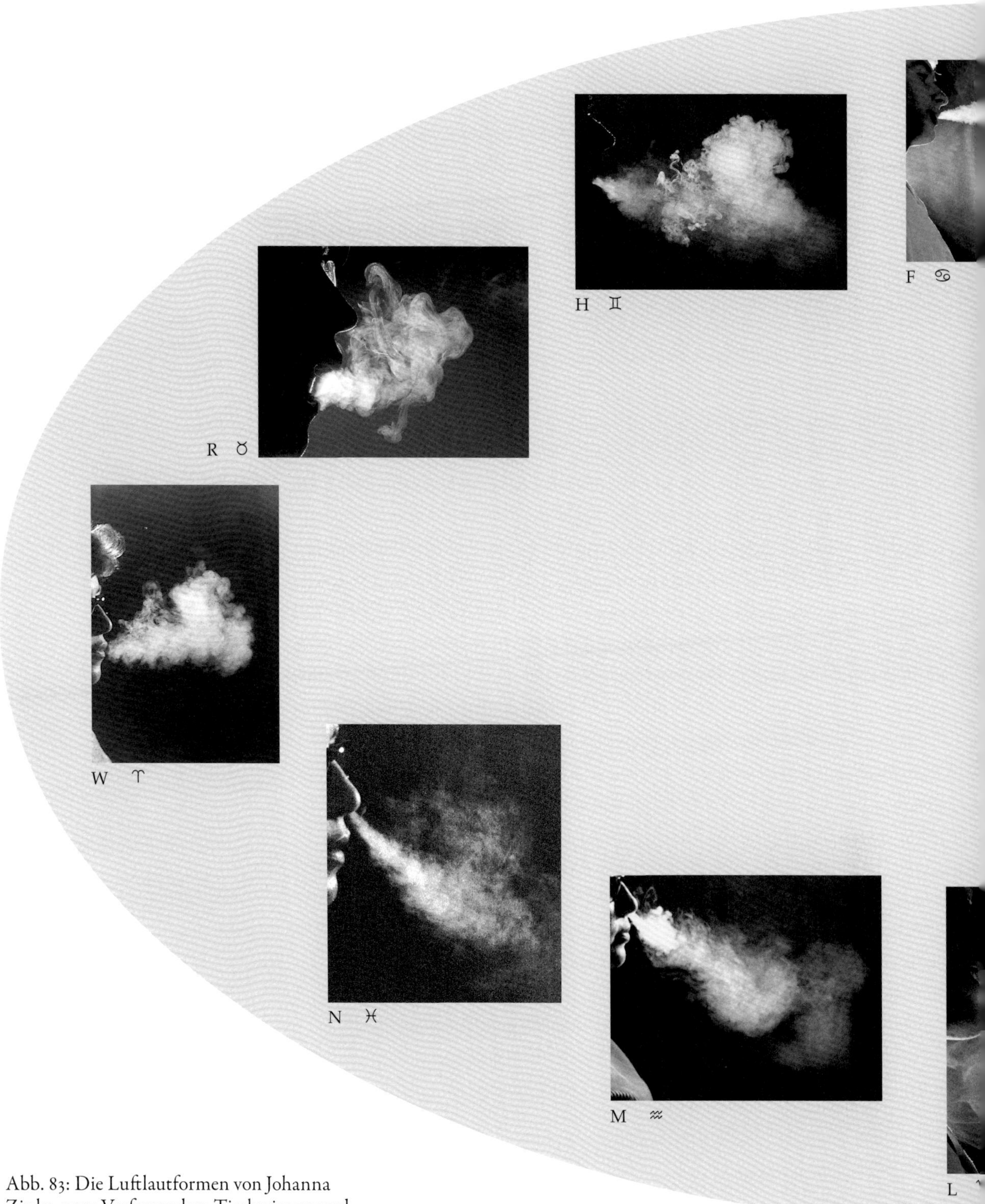


Abb. 83: Die Luftlautformen von Johanna Zinke, vom Verfasser dem Tierkreis zugeordnet (nach Rudolf Steiner).

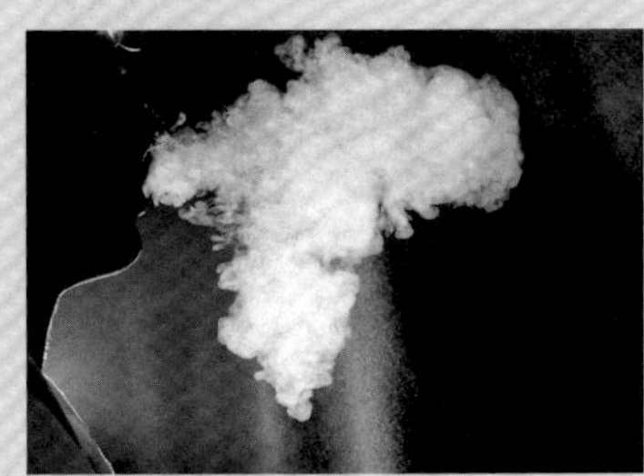

T ♌

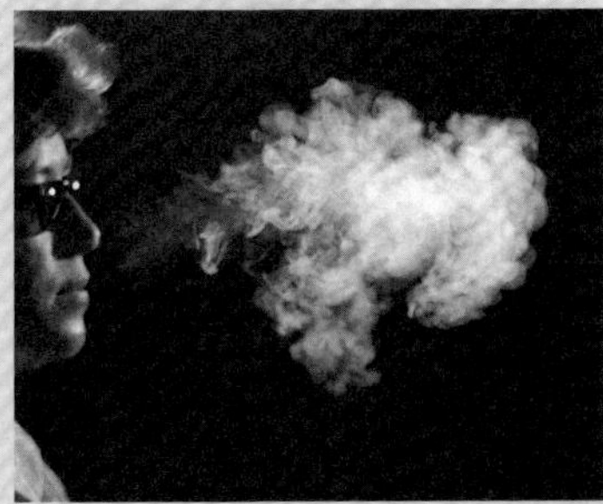

B ♍

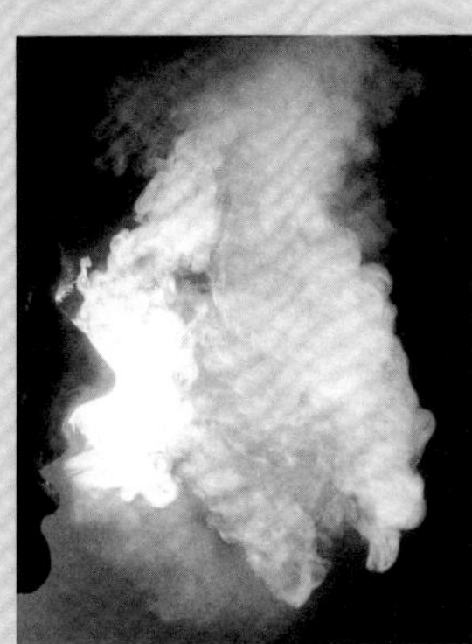

C ♎

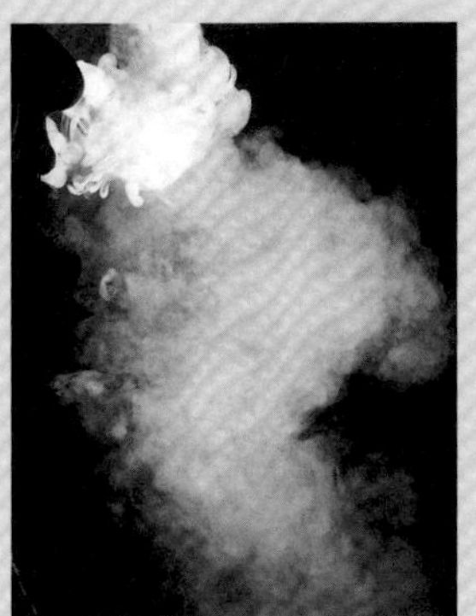

S ♏

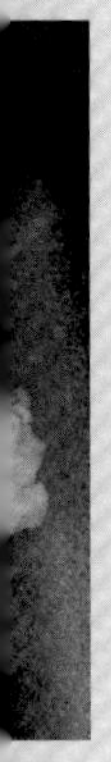

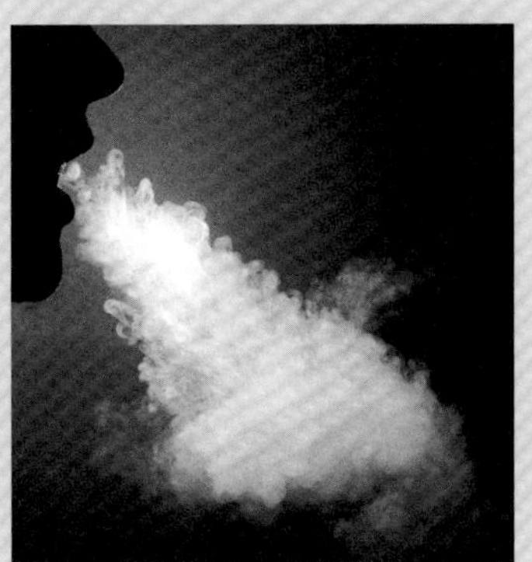

K ♐

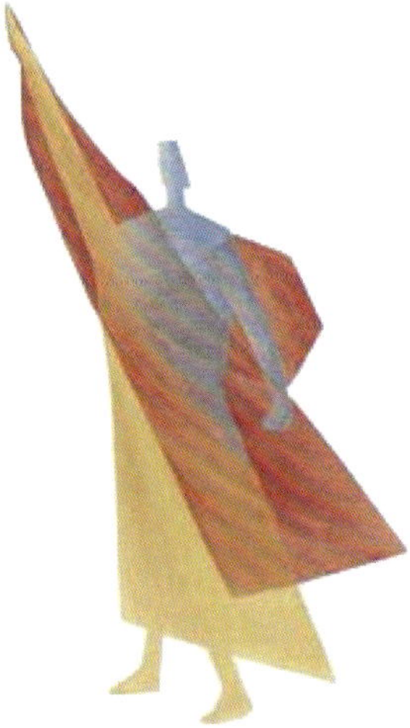

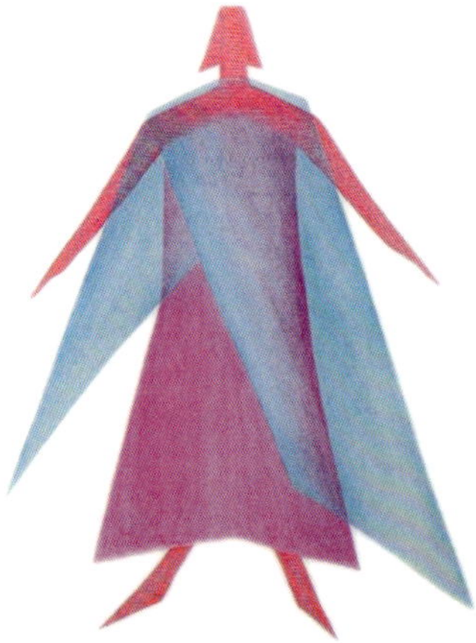

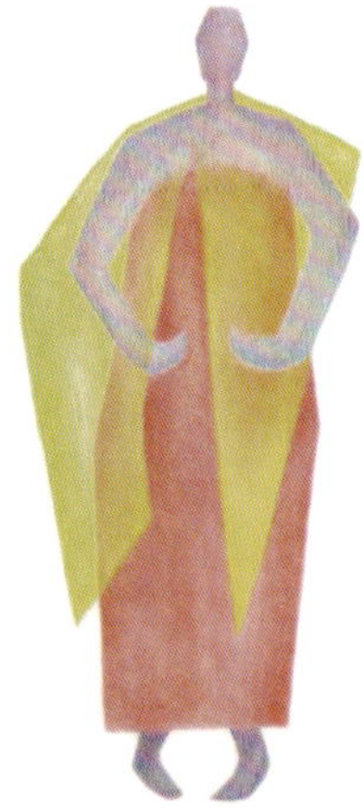

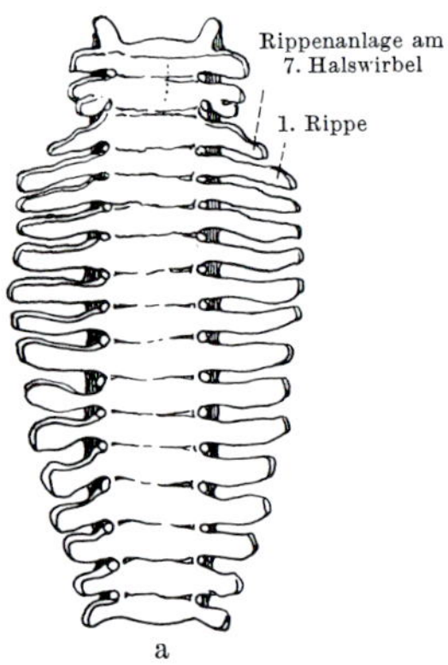


ca. 33 Tage

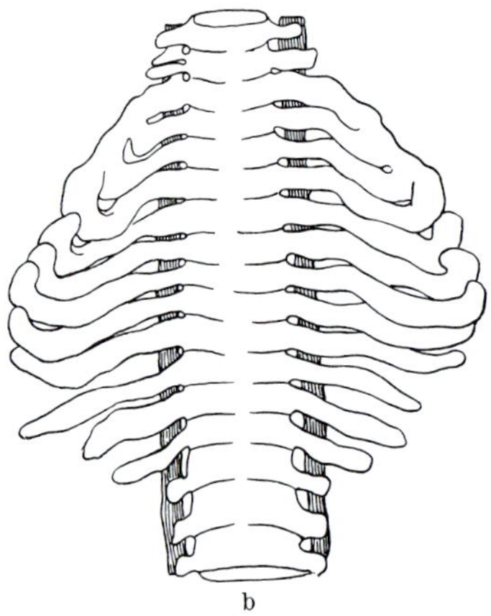


ca. 44 Tage

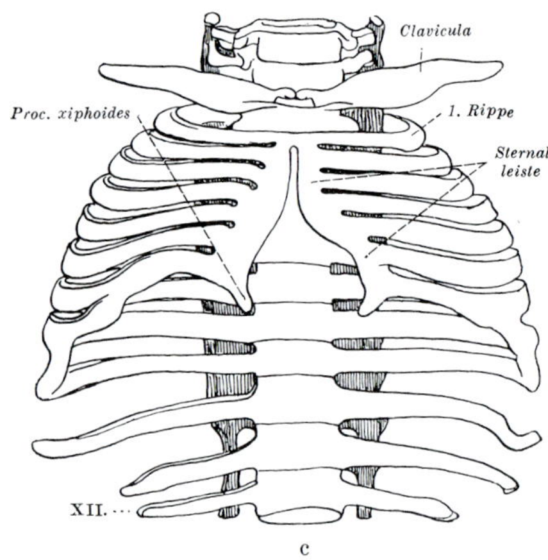


ca. 52 Tage

*Wie bildet sich das eigene Ätherherz bis zur Geschlechtsreife?*

Wenn wir im Sinne des vierten Kapitels die Verantwortung als die vom Ich ausgebildete wache Innenseite der ätherischen Herztätigkeit begreifen, dann führt das Gewissen den Willen, damit wir mit dem individualisierten Weltenwort unseres Schicksals im Einklang handeln. Das weist hin auf die Bedeutung der Eurythmie für die Erziehung und die Selbsterziehung. Sie bringt das Weltenwort, das im Ätherleib die embryonalen Bewegungen der Organe ausführt, zur äußerlich sichtbaren und innerlich erlebten Bewegung. Man zeige den Schülern einen solchen Vorgang (Abb. 84 a-c):

Die embryonale Entwicklung des Brustkorbs, sie zeigt die verkörperten Eurythmie-Bewegungen der Vokale I, A und O. «Der Mensch ist eine fertige Form, wie er vor uns steht. Aber diese fertige Form ist aus ... sich bildenden und (einander) ablösenden Urformen hervorgegangen ... Was tut mein Schöpfer in mir als Mensch aus dem Urwesen der Welt heraus? Wenn Sie darauf Antwort geben wollen, so müssen Sie die eurythmischen Formen bilden. Gott eurythmisiert, und indem er eurythmisiert, entsteht als Ergebnis des Eurythmisierens die Menschengestalt». (19)

Was ist diese vom freien Ich aus ergriffene Objektivität der eurythmischen Bewegung in ihrer Ehrfurcht erweckenden Reinheit und Keuschheit? Sie ist die Gebärdensprache des reinen, des neuen Herzens. « Es ist sozusagen das an die Welt hingegebene Herz, welches in der Eurythmie lebt» (22)

Im wachen Ergreifen des Herz-Wortes bildet und findet der Jugendliche die Kraftquelle seines Karmas, die sich in die Erde einschreibt.

Abb. 84 a–c: Die Eurythmielaute I, A und O (24) und die embryonale Entwicklung des Brustkorbs in Knorpelgewebe, das später verknöchert (2). Die Zeitangaben nach der Konzeption wurden nach H. V. Hinrichsen hinzugefügt (S. 170, Anm. 17).

*Der Löwe als Bild des Herzens*

Wir haben gesehen, wie der Mensch sich auf seinem Rückweg aus der Weltenmitternacht zur nächsten Inkarnation in der Sonnensphäre aus den Sternenweiten wieder zusammenzieht, um sich dort das kosmische Urbild seines Herzens zu bilden (siehe Kapitel 4) Dies geschieht Rudolf Steiner zufolge in der Tierkreisregion des Löwen. (23)

Aus der Region des Löwen manifestiert sich im ätherischen Organismus der Sprache der Laut D und T. Die Gebärde des D stemmt sich dem aus dem Stoffwechsel von unten nach oben strömenden Blut des venösen Kreislaufs wahrnehmend von oben nach unten entgegen. Die entsprechende Eurythmiefigur des D gibt die Imagination einer Wesensgeste im rechten Herzen wieder. Im T steht die Wesensgeste des arteriellen linken Herzens vor uns. Der grün gefärbte Charakter, der im T die Muskelspannung andeutet, hebt die Gestalt der Schwere entgegen auf die Zehen – der arterielle Blutdruck als Imagination!

Der Vokal des Ich, das I, bekleidet sich mit den Farben seines Doppelherzens, seiner Waage.

Abb. 85: Die Eurythmiefiguren für D, T und I (24).

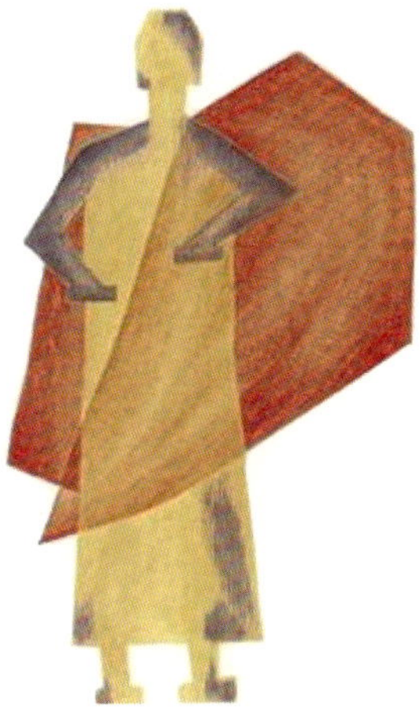

D
Das rechte Herz

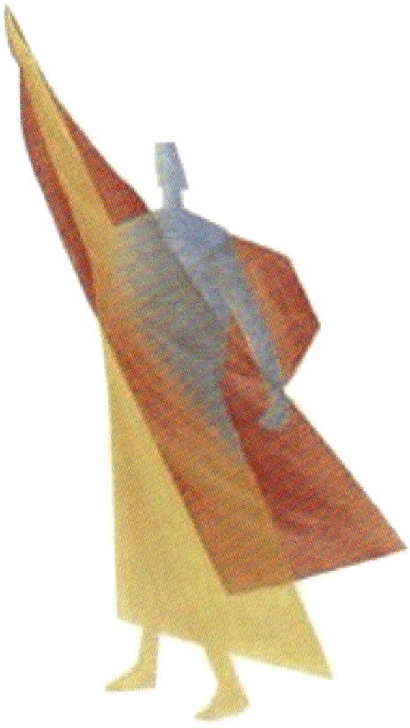

I
Das Ich

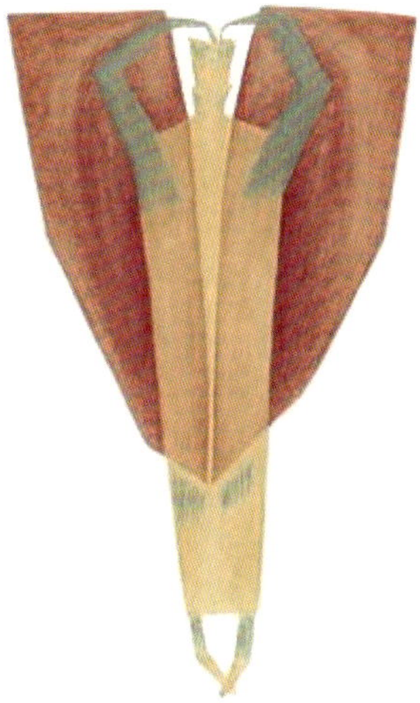

T
Das linke Herz

# 7. Sonnenbewegung und Blutkreislauf

«Wem die Natur ihr offenbares Geheimnis zu enthüllen anfängt, der empfindet eine unwiderstehliche Sehnsucht nach ihrer würdigsten Auslegerin, der Kunst.» (1) In diesem Kapitel soll die dynamische Vielfalt der Bilder, zu denen die Blutbewegung zwischen Herz und Lunge herausfordert, im Anschauen eines großen Kunstwerks zur Ruhe kommen.

## *Das dreifache Atmen des Menschen*

Im Rhythmus der Lunge trägt die Atmung das Leben des physischen Leibes. Im Seelenleben wandelt sich das Ausatmen ins Einschlafen; nicht die Luft, sondern die Seele selbst verlässt den Leib und geht in den Umkreis der Sterne über. Das Einatmen wird seelisch zum Erwachen am Morgen. Gehen wir bis an die Grenzen des Lebens, dann wird das Ausatmen im letzten Atemzug zum Sterben. Der Seelengeist verlässt den Leib. Im ersten Atemzug bei der Geburt kehrt er wieder zurück. Der geistige Atemrhythmus des Menschen lebt im Rhythmus von Entkörperung und Verkörperung. So atmet der Mensch in drei Rhythmen:

| | |
|---|---|
| Im Rhythmus des Leibes: | Einatmen und Ausatmen |
| Im Rhythmus der Seele: | Erwachen und Einschlafen |
| Im Rhythmus des Geistes: | Geboren werden und Sterben |

## *Leibliches Atmen*

Aus der Peripherie anflutend und im rechten Herzen diastolisch verdichtet, strömt das venöse Blut systolisch in die riesige Oberfläche der Lungenbläschen. Die stark verlangsamte Strömung verwandelt sich in einen hauchdünnen Film einer Oberfläche von ca. 80–100 m² Ausdehnung. Aus den Kapillaren befreit sich die Kohlensäure in die Ausatmung, und aus der vom Kosmos durchstrahlten Luft wird der Sauerstoff aufgenommen. In die Einatmung, als «Inspiration» aufgefasst, strahlt die Wirksamkeit der Planeten und Fixsterne in das arterielle Blut ein wie die Nahrungsstoffe der Erde auf den Stoffwechsel und damit in das venöse Blut einwirken. Im Atmen lebt der Austausch zwischen Makrokosmos und Mikrokosmos. Erstorbenes Leben verlässt das Blut, neues Leben empfängt es aus dem Umkreis, das sich im linken Herzen erneut verdichtet und von hier aus sonnenhaft den ganzen Organismus durchstrahlt.

## *Geistiges Atmen*

Wie wir im Einatmen neues Leben empfangen, so empfängt die Mutter ein neues Leben aus dem Kosmos. Das zeigt auch das Mikroskop: In ihrer Entwicklung weitet sich die weibliche Eizelle so stark aus, dass sie schließlich die Grenze der Sichtbarkeit mit bloßem Auge erreicht. Die Entwicklung des männliche Samens geht den entgegengesetzten Weg: Das Plasma schwindet zusehends, bis der verdichtete Zellkern als Kopf des Spermiums übrigbleibt. Sein Plasmaleben hat sich ganz in den Bewegungsorganismus des Geißelfadens verwandelt.

Auch das Biotop dieser beiden Reifungsvorgänge ist polar. Im warmen Auftrieb des Bauchraums und seiner Flüssigkeit leben die Ovarien der Frau; der Schwerkraft ausgesetzt und in deutlich kälterer Temperatur leben die Hoden des Mannes.

Die mütterlichen Eizellen sind ganz in die ausweitenden Äther-Kräfte des Kosmos integriert. Die väterlichen Samenzellen unterliegen stärker den physischen Bedingungen der Erde. So empfängt die Mutter das Kind von zwei Seiten. Aus dem Kosmos den geistigen Keim der Individualität, die sich lange vor der physischen Konzeption ihren Astralleib und ihren Ätherleib zusammengezogen hat. Sie verbindet sich schon vor der physischen Empfängnis mit der Mutter (2). Vom Vater aus werden dann die physischen Kräfte der Befruchtung wirksam. In der Befruchtung durchdringen sich Ausdehnung und Zusammenziehung, sie schwingen zurück in die Mitte.

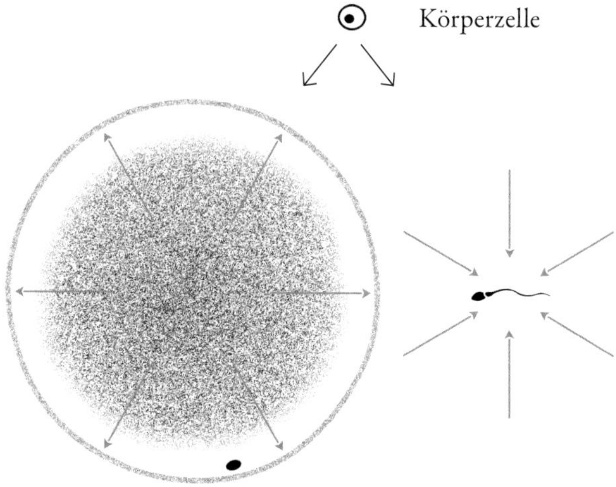


Abb. 86: Die Körperzelle weitet sich aus zur Eizelle und zieht sich zusammen zum Spermium (Zeichnung: B. Kammerer)

## *Das seelische Atmen*

Das Blut, das sich im Stoffwechsel am Widerstand der physischen Kräfte erschöpft hat, strömt venös ins rechte Herz. Identifizieren wir uns mit diesem Geschehen als ganzer Mensch, entspricht das unserem Lebensgefühl am Abend – der Mensch ist ermüdet. Mit der Systole des rechten Herzens strömt dieses Blut in die Ausweitung der Lunge, was dem Einschlafen in die Nacht entspricht. Wie das sauerstoffreiche Blut ins linke Herz zurückströmt, so kehren wir nach dem Schlaf regeneriert am Morgen aus dem kosmischen Schlafzustand in den Leib zurück. Und in der Systole des lin-

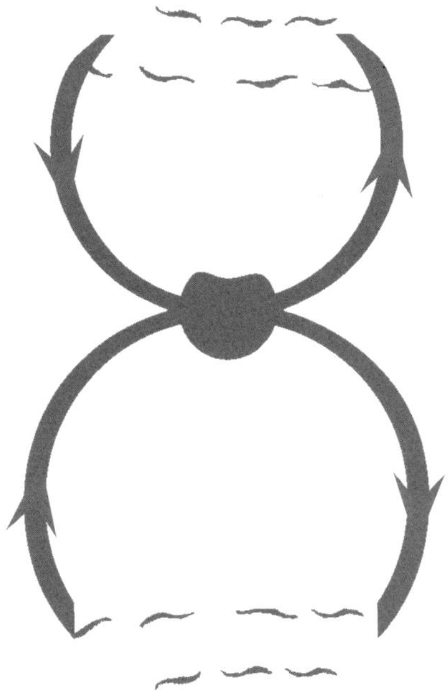


Abb. 87: Sonnengang und Blutkreislauf

ken Ventrikels ergreifen wir mit Muskelkraft den Widerstand der physischen Welt, woran unser Ich erstarkt. Das entspricht im Sonnengang dem Höhepunkt des Tages, dem Mittag.

## *Lebenssinn und Körpersprache*

Michelangelo hat den Gang der Sonne in menschlicher Körpersprache plastisch zum Ausdruck gebracht: in den Grabplastiken der Medici-Kapelle zu Florenz (3). Wir betrachten die Skulptur des *Abends:* Seine Müdigkeit zeigt sich im Ganzen wie im Detail. Das Gewicht des angehobenen Oberkörpers ist in das linke Schultergelenk wie «eingehängt», weil die Aufrichte-Kraft des Rückens erschöpft ist. Die freien Gliedmaßen, rechtes

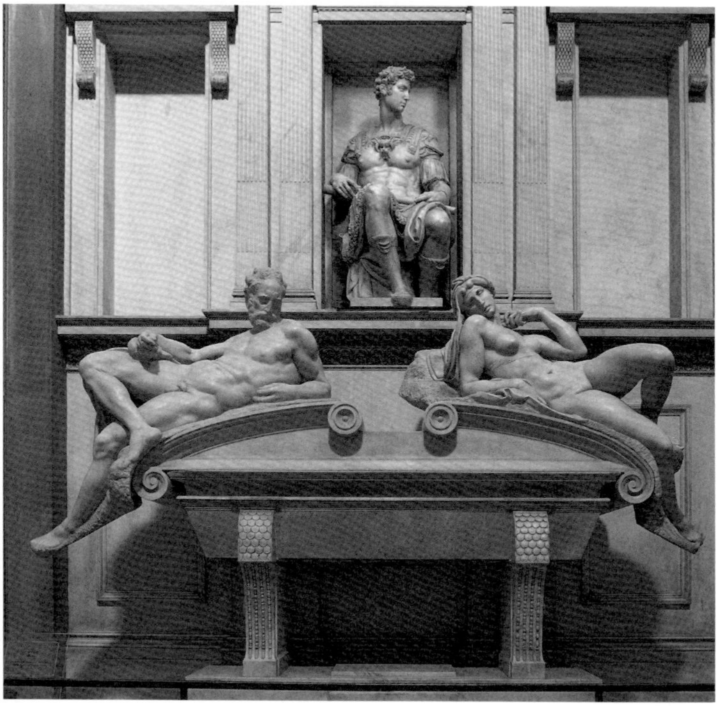

Abbildung 88a: Der Abend und der Morgen

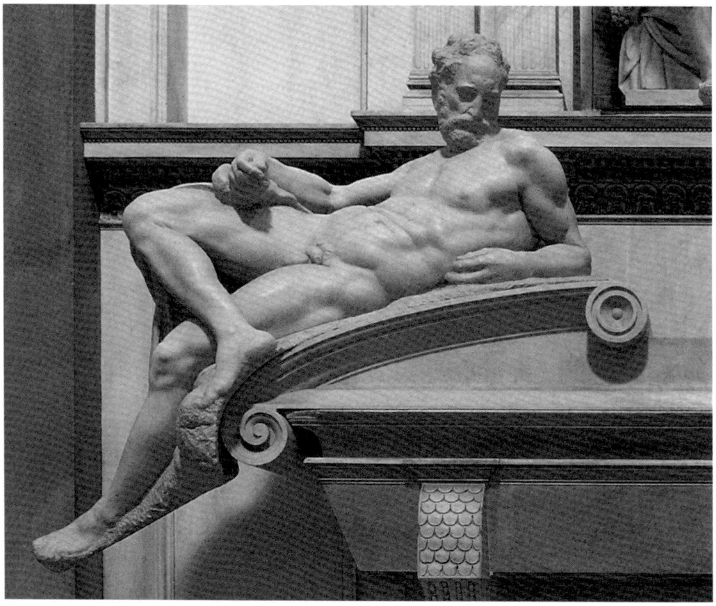

Abbildung 88b: Der Abend

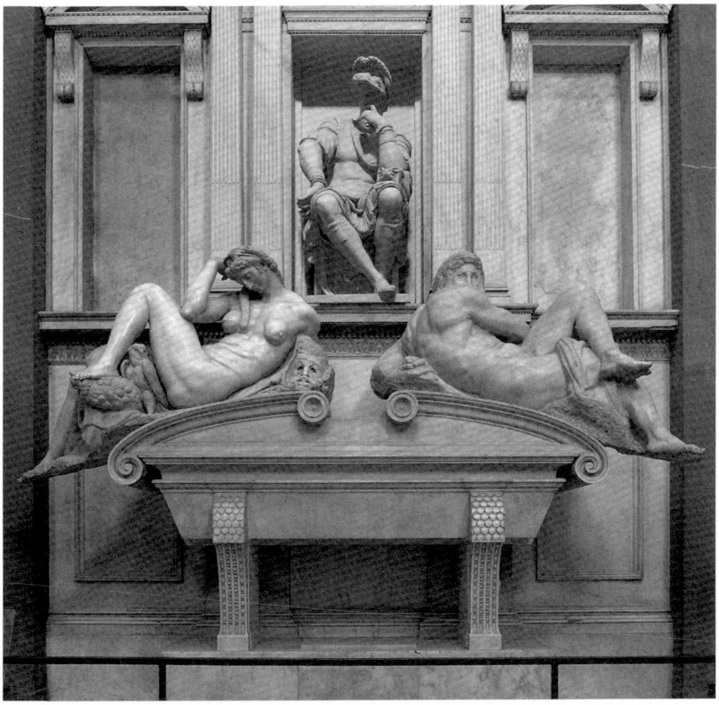

Abbildung 89a: Die Nacht und der Tag

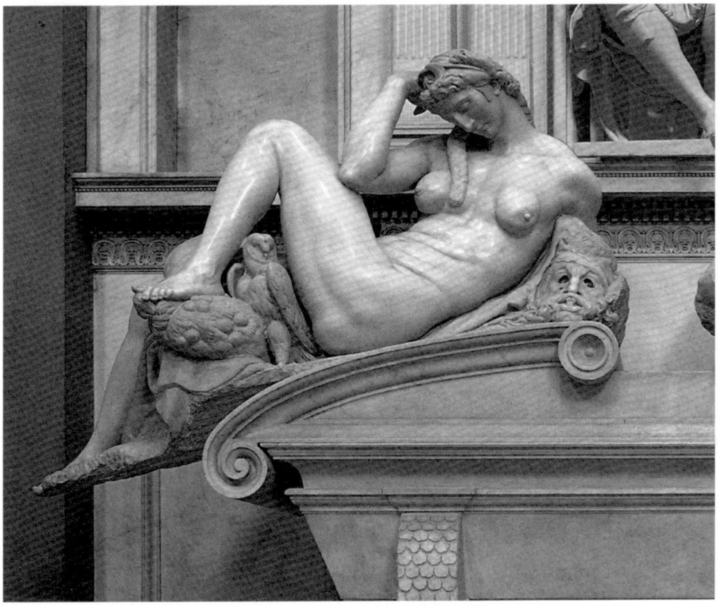

Abbildung 89b: Die Nacht

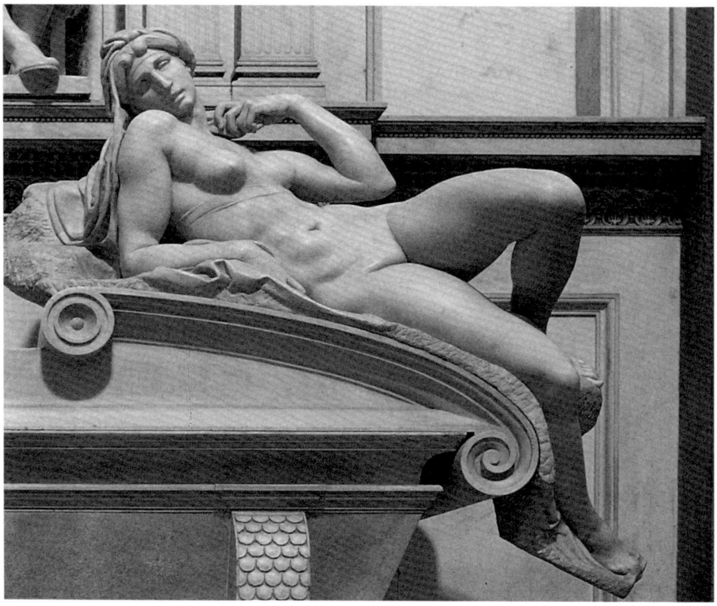

Abbildung 90: Der Morgen

Bein und rechter Arm, ruhen passiv «abgelegt». Der Kopf sinkt müde und nachdenklich zur Seite.

Im Anschauen der *Nacht* wird das Gefühl des Betrachters durch den großen Oberschenkel in den Umkreis wie hineingesogen.

Die ebenfalls weibliche Figur des Morgens ist gerade im Moment des Erwachens begriffen. Die Mühe, den Schlaf zu überwinden, kommt im halb geöffneten Mund wie ein leiser Schmerz zum Ausdruck. Im Vergleich zur Nacht erscheint diese Frau auffallend verjüngt.

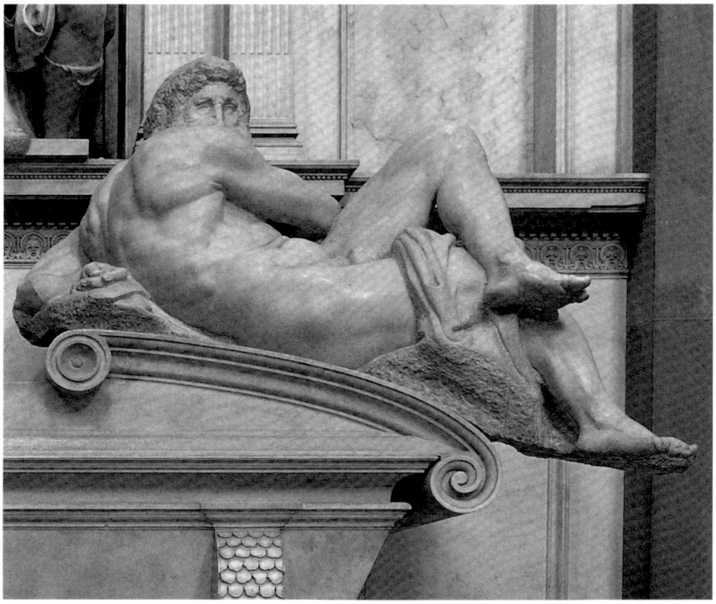

Abbildung 91: Der Tag

Der *Tag* zeigt volle Muskelkraft und Tatbereitschaft. Der unfertig gelassene Kopf kontrastiert mit dem polierten Relief des übrigen Körpers; das erregt im Betrachter die Willensdynamik, den Kopf im Anschauen zu vollenden.

Diese vier Skulpturen sind von Michelangelo so im Raum aufgestellt, dass der Zeitlauf des Tages die Bewegung einer Lemniskate vollzieht.

Indem er so die Zeit verräumlicht, schafft er ein Bild des strömenden Lebens, des Blutkreislaufs und der Atmung in ihrer Dynamik zwischen Einschlafen und Aufwachen, zwischen Tatkraft und Ermüdung. (Abb. 92 u. 93) (11)

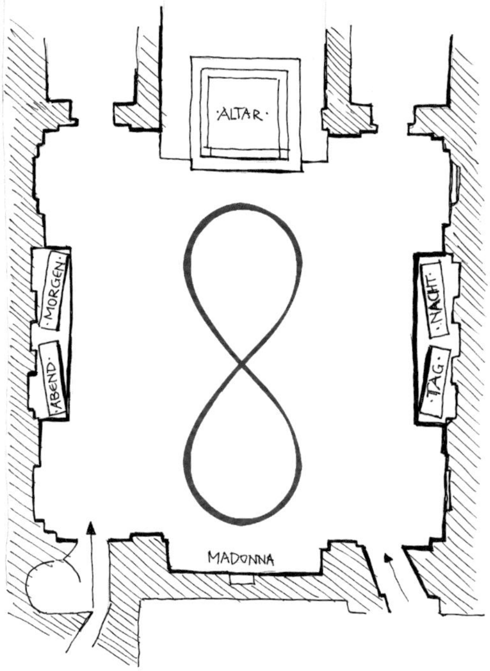


Abb. 92: Grundriss der Medici-Kapelle.
Aus Häussler (verändert). (4)

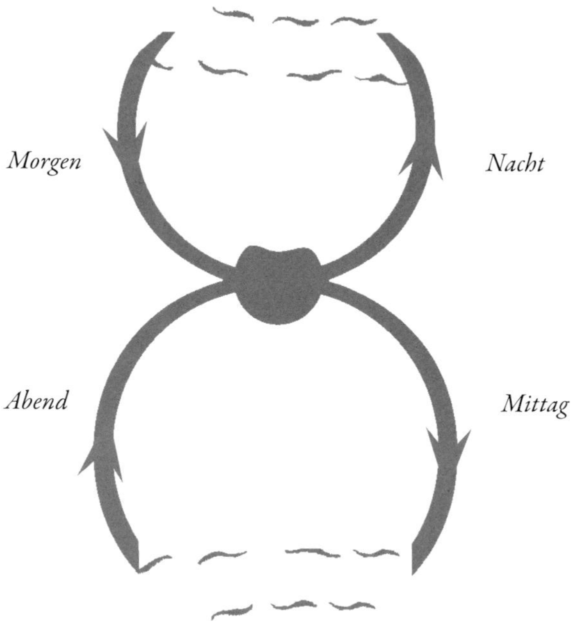


Abb. 93: Blutkreislauf und Tageslauf

*Die architektonische Plastik als Sprache und Musik*

Wie inspiriert vom Anblick des Mittags (Abb. 91), scheint C. F. Meyer das Ganze in Verse zu bringen:

«Wer in der Sonne kämpft, ein Sohn der Erde,
Und feurig geißelt das Gespann der Pferde,
Wer brünstig ringt nach eines Zieles Ferne,
Vom Staub umwölkt – wie glaubte der die Sterne? –

Doch das Gespann erlahmt, die Pfade dunkeln,
Die ew'gen Lichter fangen an zu funkeln.
Die heiligen Gesetze werden sichtbar.
Das Kampfgeschrei verstummt. Der Tag ist richtbar.»

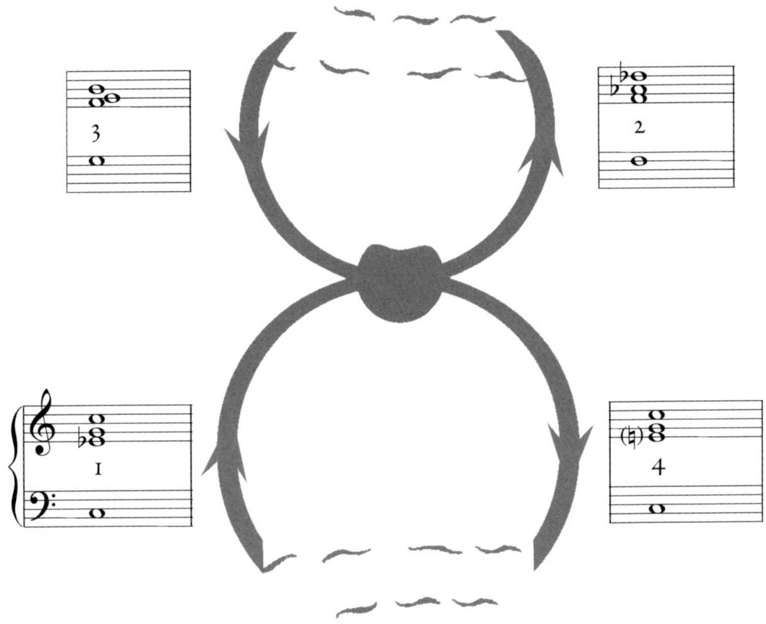


Abb. 94: Der Blutkreislauf und die harmonische Zeitstruktur der Kadenz.

Im Sinne des dritten Kapitels manifestiert sich diese raum-zeitliche Lemniskate musikalisch als die in sich zurückkehrende Bewegung der Kadenz der klassischen Musik in ihrem harmonischen Gesetz:

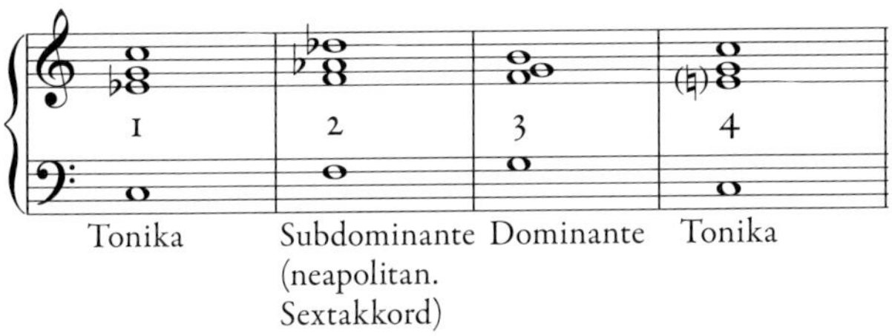


Die im Eigenleben des Inneren sich erlebende Seele erklingt aus dem «Abend» als Tonika in moll-Stimmung, strömt dann in einer gesteigerten Subdominante in die ausweitende «Nacht» der Lunge, um sich zu befreien und zu heilen; dann kehrt sie, vom Atmen erfrischt, als Dominante des «Morgens» aus der Quint der Lunge in die regenerierte Dur-Tonika des «Mittags» zurück. (11) «Das Herz ist die Tonika» notierte sich Rudolf Steiner in sein Notizbuch. (5)

Kehren wir in den Raum zurück. Michelangelo hatte geplant, am Fußboden noch sitzende Flussgötter aufzustellen, mit Krügen, denen die Quellen der Flüsse entströmen. (3) Im Strömen des Flüssigen findet Zeit in den Raum.

Betrachten wir die Kapelle als «Offenbarung geheimer Naturgesetze» von Blutkreislauf und Atmung, dann stellt sich die Frage: Was geschieht in der Achse des Baues, dort, wo die Nacht zum Morgen wird, wo «die heiligen Gesetze sichtbar» werden? Dies begreifen wir, wenn wir den Bauzweck der Kapelle ins Auge fassen.

## *Der Sinn des Ganzen: die Grabkapelle*

Als Sakralbau diente die Kapelle dem Kultus der christlichen Kirche. Sie war den Totenmessen für die dort aufgebahrten Medici-Fürsten Lorenzo und Giuliano geweiht. So sind alle diese Figuren funktionell auf den Altar hin geordnet, wo als weitere Figur nun in der Achse des Raumes der gekreuzigte Christus hängt.

Im Vollzug des Kultus am Altar will sich die religiös gestimmte Seele aus dem Vergänglichen der physischen Welt erheben, um sich in Andacht mit der geistigen Wirklichkeit ihres Lebens zu verbinden. In frühen Kirchen wurden daher die Kirchen oft auf das Grab eines Heiligen gebaut, dem die Kirche geweiht war, und der Sarg war im oder unter dem Altar, oft auch in der Krypta. Denn der Sterbende wird den Lebenden zum Führer über die Schwelle in die geistige Welt. Diese Hingabe lebt physisch im Ausatmen, mit dem ja auch das Leben endet. Der lebendig verkörperte Mensch ergreift mit seinem Ich die Todeskräfte der Ausatmung und verwandelt sie in die Auferstehungs-Gestalt des Wortes. Dieses trägt den Kultus am Altar. In dessen Verlauf geschieht dann die Wandlung. Wir empfangen

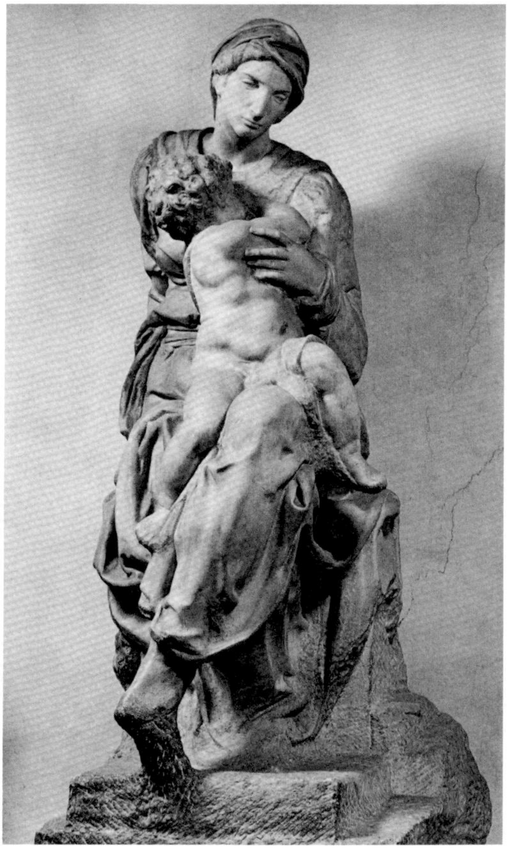

Abb. 95: Die Madonna in der Medici-Kapelle.

aus der Inspiration des Geistes neues Leben, das aus der geistigen Welt so einstrahlt, wie es unbewusst in der Einatmung das Blut neu belebt. Dieses neue Leben des Geistes wird zur Kommunion aus dem Kelch des Herzens. Nicht nur die Kunst, auch der religiöse Kultus ist Offenbarung der Vorgänge, die in unserem Inneren verborgen das Leben tragen und ordnen.

Welcher Lebensvorgang könnte auf der anderen Seite des Raumes, dem Altar gegenüberstehen? Dort also, wo sich im Menschen das arterielle Blut ganz den physischen Kräften des Stoffwechsels hingibt? Dem Mysterium von Tod und Auferstehung am Altar muss hier notwendig das Mysterium der Geburt gegenüberstehen:

*Mutter und Kind*

Im Vergleich zu den vier Zeiten des Tages sind weiblich und männlich hier in einer Skulptur als Mutter mit dem Sohn vereint (Abb. 95). In dem Knaben, der ungestüm nach der Mutterbrust zu verlangen scheint, kehrt die Torsion des Rumpfes aus der Figur des Mittags wieder. (6)

*Isis und Horus*

Wir kehren zum Ausgangspunkt zurück. In der Lungenausweitung des Blutes zum kosmischen Umkreis der Erde hatten wir eine weibliche, in der Herzverdichtung des Blutes eine männliche Geste erfasst. Aus seinem imaginativen Lebens-Sinn hat Michelangelo die «Nacht» und den «Morgen» weiblich, den «Mittag» und den «Abend» männlich dargestellt.

Diese Offenbarung geheimer Gesetze des Blutkreislaufs in einem christlichen Kultur-Denkmal weist zurück in frühere Kult-Stätten der Menschheit. Nach Rudolf Steiner spiegelt sich in unserer fünften Kulturepoche die ägyptische dritte in verwandelter Form.

*Isis und Horus*

Die ägyptischen Pharaonen waren als Eingeweihte der Mysterien zugleich Priester, Arzt, Lehrer, Richter und Staatsoberhaupt. Die Kenntnis der Anatomie war aus der Mumifizierungs-Kunst physisch sehr detailliert, aber ihr Wissen lebte in Imaginationen, die die Organprozesse mit kosmischen Zusammenhängen beleuchteten. Sie betrieben eine spirituelle Anatomie und Physiologie. Im Atmen der Lunge schauten sie die Himmelsmutter Isis, die die Erde als Schöpfung in sich entwickelt und geboren hat. Sie trägt durch die Luft, die sie aus Sternenweiten einatmet, in der Lunge einen Sternen-besetzten blauen Mantel. Auf ihren Knien hält sie ihren Sohn Horus: Das menschliche Herz. «... das menschliche Herz, gehütet und gepflegt von den Lungenflügeln der Mutter Isis. Hier haben wir in der ägyptischen Vorstellung etwas, was uns zeigt, dass in diesen alten Mysterienschulen das, was höhere Natur des Menschen geworden war, als Männlich-Weibliches angesehen wurde; das, was der Inder als Brahma erkannte. So haben wir in dieser ägyptischen Geheimlehre auch ein Kapitel der okkulten Anatomie, wie sie getrieben wurde in einer ägyptischen Geheimschule, sofern man von kosmischen Kräften, von kosmischen Wesen gewusst hat.» (7) 7.9.1908 GA 106 Ägyptische Mythen und Mysterien). Nun war gerade der Gang der Sonne ein wesentlicher Inhalt der ägyptischen Mysterien (8)

In «Isis und Horus» lebte in Ägypten die Erwartung auf die Geburt des Sonnengeistes auf Erden, auf Maria und ihren Sohn. (Erlösungsbuch) Er wurde in der vierten Epoche geboren, um zu sterben und den Tod zu überwinden. Zur Vertiefung in dieses Mysterium wurde in der Medici-Kapelle die Messe aus der Quelle der Evangelien gefeiert. «So sind die Evangelien Schriftwerke, welche aus der Weisheit stammen, die den Menschen gestaltet. Der Mensch ist Offenbarung des Geistes durch seinen Leib; die Evangelien sind solche Offenbarung durch die Schrift....Eine Menschheit muss wahrhaftig geführt werden, wenn innerhalb ihrer Personen wirken, welche Urkunden aus denselben Kräften heraus schreiben aus welchen der Mensch selbst weisheitsvoll gestaltet wird.» (9)

## *Wissenschaft, Kunst und Religion*

Die drei Säulen jeder Kultur – Wissenschaft, Kunst und Religion – haben sich seit der Neuzeit vollständig getrennt, nachdem sie ursprünglich, z.B. in Ägypten, eine Einheit bildeten. In der heute führenden Zivilisation des Westens erlosch als erstes die Religion. Dann erlosch auch die Kunst als Lebensquelle der Vermenschlichung unter der Wirkung der beiden Weltkriege des 20. Jahrhunderts. Heute ist die Wissenschaft, dieser dünne Faden unserer «Experten-Religion», auf dem Prüfstand. Eine Kulturepoche der Menschlichkeit entwickelt sich erst, wenn die Wissenschaft ohne Verlust ihrer Errungenschaften durch ihre Wiedervereinigung mit einer erneuerten Kunstauffassung zum Leben erwacht und beide als ihr «Kind» eine neue, zeitgemäße Religion hervorbringen. Das ist der Kultur-Impuls der Anthroposophie. Für die Zukunft der Medizin fasste Rudolf Steiner dies in Worte, die der Arbeitsweise dieses Buches als Leitidee zugrunde liegen: «Es ist … ein Erkenntniserlebnis, dass die Natur, um ihr in ihrem Schaffen zu folgen, die Überleitung der logisch geformten Ideen in künstlerische Bildgestalten fordert. Man wird zum Beispiel den menschlichen Leibesbau bis zu einem gewissen Punkte durch logisches Denken zum Ausdrucke bringen können. Aber von diesem Punkte an wird man das Erfassen in künstlerische Gestaltungen eintreten lassen müssen, wenn man nicht einen Schemen, eine Art Gespenst vom Menschen, sondern diesen in seiner lebendigen Wirklichkeit haben will. Und man wird fühlen können, dass in der Seele, indem sie in sich die Leibesform künstlerisch-bildhaft erlebt, ebenso die Weltwirklichkeit sich offenbart wie in den logisch geformten Ideen.» (10)

# 8. Das Wahre ist das Ganze*

Den Schluss des Buches bildet eine Betrachtung, die das Herz noch einmal mit Goethes Augen morphologisch – aus der «Logik der Form» – ins Ganze stellt (1).
Wir vergleichen das Armskelett eines Krokodils mit dem eines Vogels (2):

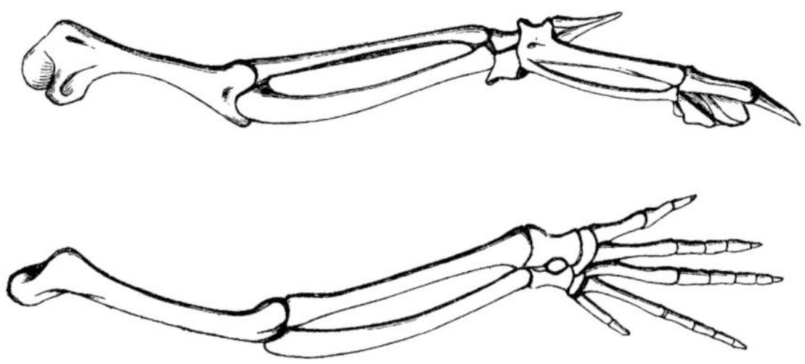

Abb. 96; oben: Vogelflügelskelett; unten: Armskelett eines Krokodils.

Die Hand hat beim Vogel eine hochgradige Differenzierung mit Rückbildungen und Verschmelzungen erfahren; Unterarm und Oberarm sind im Vergleich dazu deutlich weniger metamorphosiert. Vergleichen wir nun am Vogel selbst das Flügelskelett mit dem Fußskelett (Abb. 97):

1 G. W. F. Hegel, *Die Phänomenologie des Geistes*, Vorrede, Ullstein-Verlag, Frankfurt 1970, S. 22.

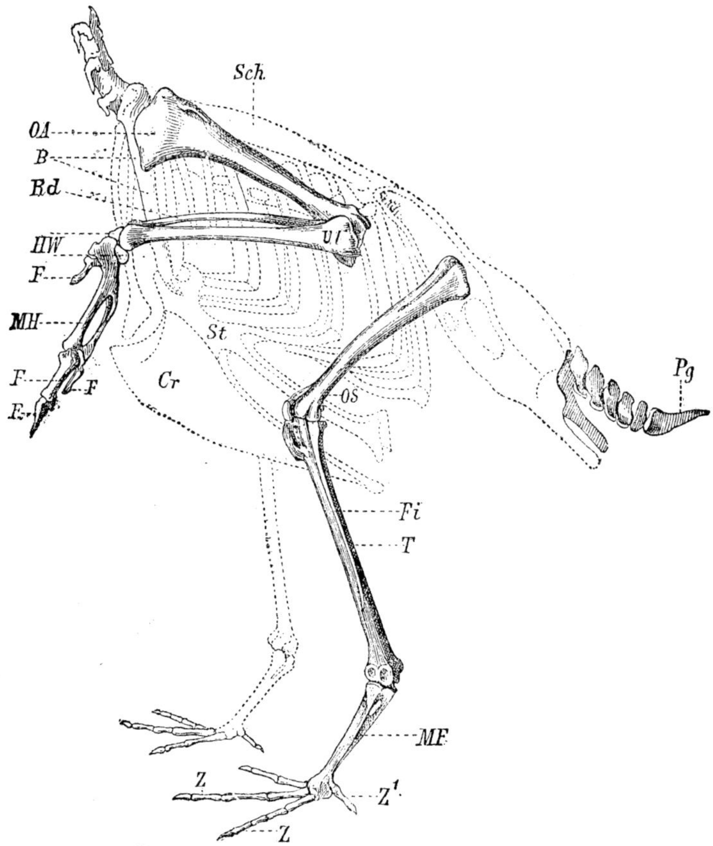


Abb. 97: Skelett eines Vogels

Es zeigt sich: Die der Außenwelt – der Erde oder der Luft – zugewandten äußeren Organe sind stark, ja polar differenziert; Oberarme und Oberschenkel werden von dieser Differenzierung zwar ergriffen, bleiben aber einander deutlich ähnlicher.

Vergleichen wir drittens verschiedene zu Flügeln metamorphosierte Vorderglieder (Abb. 98) (3):

Von oben nach unten sehen wir die Flügelskelette von zwei ausgestorbenen Flugechsen (Reptilien), von der Fledermaus (einem Säugetier), vom Archaeopterix und von einem heutigen Vogel. Auch hier zeigt sich außen die hochgradige Differenzierung und innen eine Differenzierung deutlich geringeren Grades.

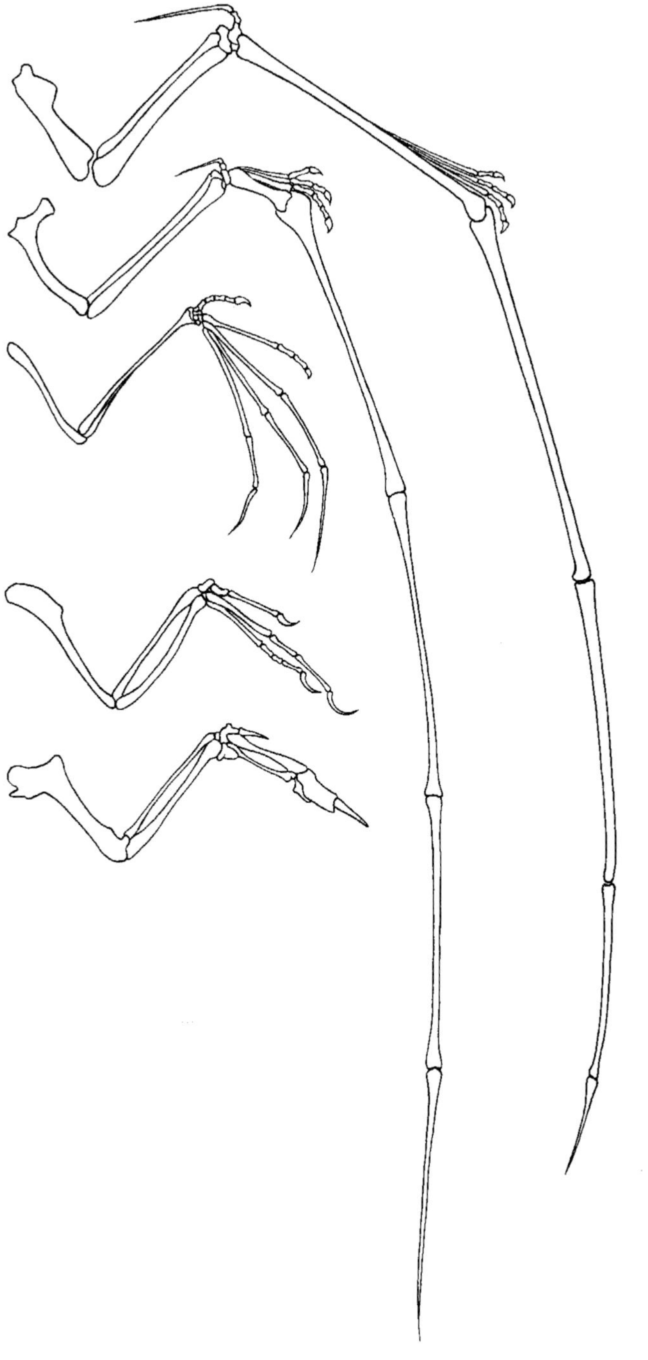

kurzschwänzige Flugechse († Pterodactylus)

langschwänzige Flugechse († Rhamphorhynchus)

Fledermaus

Archaeopterix †

Vogel

Abb. 98: Die Skelette der Oberarme (auf gleiche Länge gebracht) (3)

Dasselbe zeigt der Vergleich von Dachs, Hund und Hirsch (4):

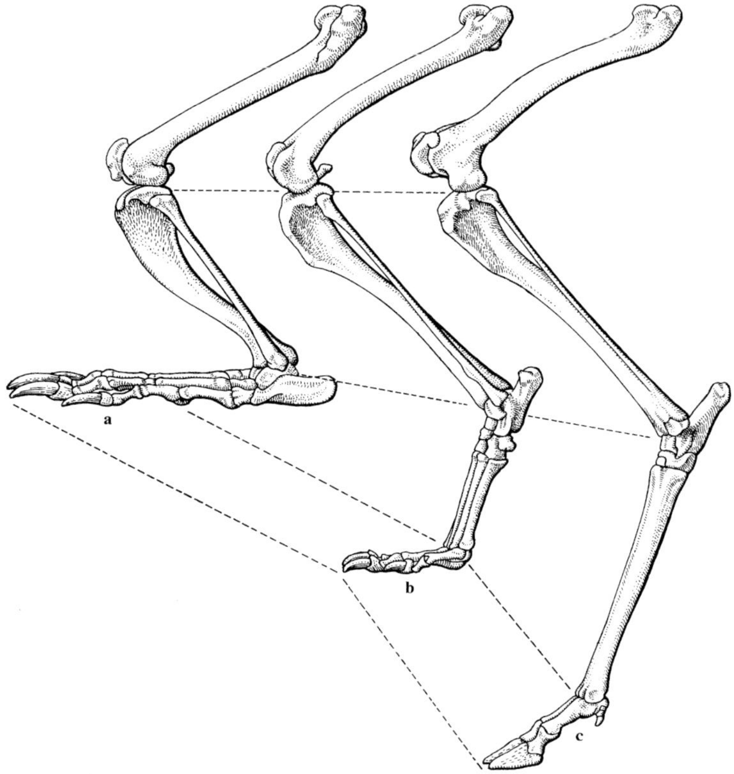


Abb. 99 Dachs Hund Hirsch

Eine Abbildung aus dem Lehrbuch von Carl Gegenbaur zeigt die Vorderglieder von Löwe, Hund, Eber, Hirsch und Esel (5).

Auch wenn wir den Oberarm eines Adlers mit dem einer Katze und dem eines Rehs vergleichen, finden wir die Hand als Flügel, Pfote und Huf nach außen differenziert – aber eine im Vergleich dazu ähnlichere Form der Oberarme bei allen drei sonst so charakteristisch voneinander differenzierten Wirbeltieren.

Was liegt hier vor? Gliedmaßen vermitteln die Fortbewegung zwischen dem Innenleben des Rumpfes und dem Außenleben der Naturumgebung.

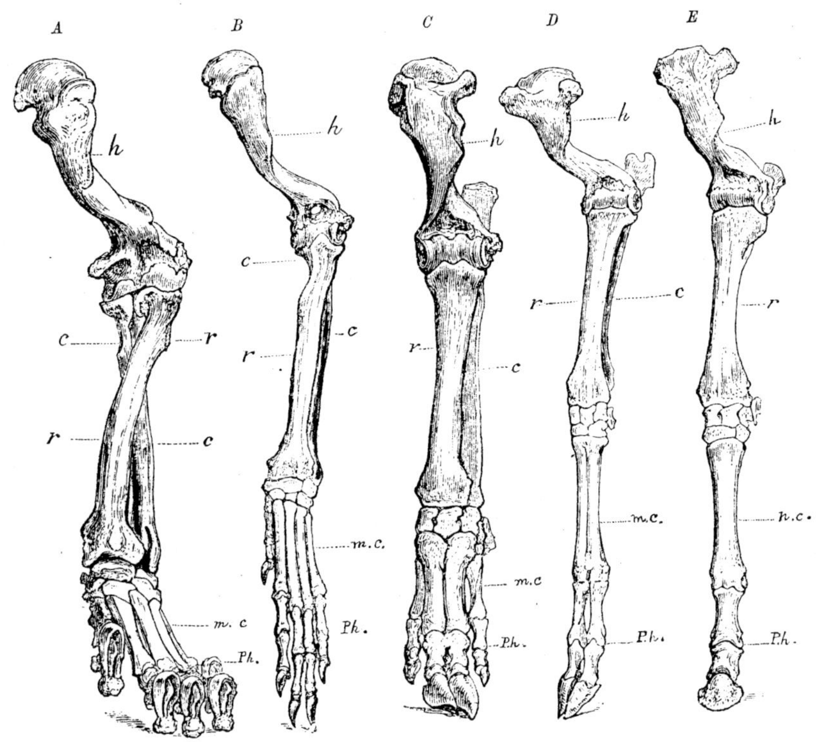


Löwe Hund Eber Hirsch Esel

Abb. 100

In den verschiedenen Formen der Hand- und Fußgliedmaßen spiegelt sich primär die Naturumgebung wider, in der sich das Tier bewegt. Fels, harte Erde, weiche Erde, Wasser, Luft zwingen ihre physikalischen Eigenschaften gesetzmäßig dem Organismus auf, der in diesen Elementen lebt und so sich anpassend oder «einpassend» die differenzierte Biomechanik seiner Gliedmaßen entwickelt. Alle Oberarme haben gemeinsam, dass sie den bewegten Kontakt zum Schultergürtel vermitteln, der dem Brustkorb angefügt ist. Ob Huf, Pfote oder Flügel – alle diese Vorderglieder leben primär in den rhythmischen Bewegungen der Schultergürtel- und Oberarmmuskulatur. Dasselbe gilt für die Hintergliedmaßen und den Beckengürtel. (2)

## *Äußere Erscheinung – Innere Organe*

Blicken wir von diesem Gesichtspunkt aus auf den äußeren Habitus einiger vertrauter Haussäugetiere: Auf einen Hund, eine Katze, ein Schwein und ein Pferd. Jede dieser äußeren Gestalten ist eine eigene Welt. Vergleichen wir aber Organe ihres inneren Lebens wie z.B. die Nieren, sind sie einander auffallend ähnlich. (6)

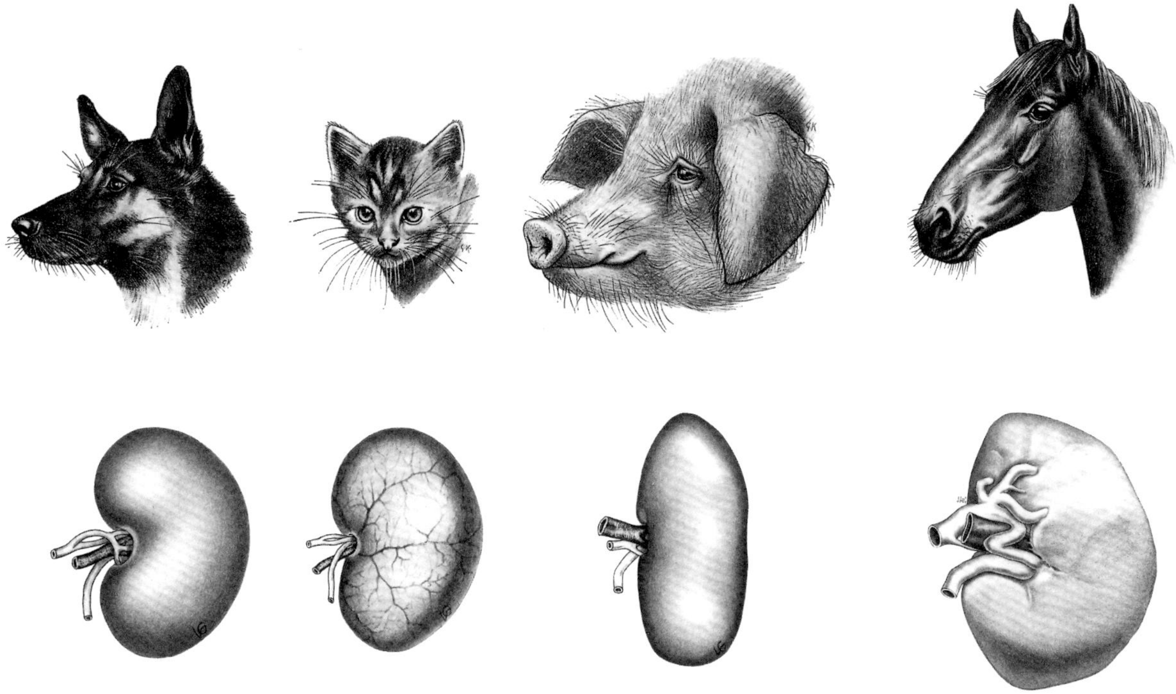

Abb. 101

Gelappte Nieren kommen außer beim Rind vor allem bei im Wasser lebenden Säugetieren vor, aber auch beim Bären. Abbildung 102 gibt einen Überblick und spricht im Lichte des Vorausgegangen für sich (7).
Die Fortpflanzungsorgane der Säugetiere zeigen dasselbe Phänomen: Die äußeren Geschlechtsorgane sind artspezifisch und dem Geschlecht nach sehr verschieden, hochdifferenziert. Die inneren Lebensorgane, die Ovarien und Hoden, sind einförmige Gebilde, welche, auf die gleiche Größe ge-

bracht, einander hochgradig ähnlich sind. Auch hier zeigt sich: Eine wenig differenzierte Gestalt *innen* und eine hoch differenzierte Gestalt *außen.*

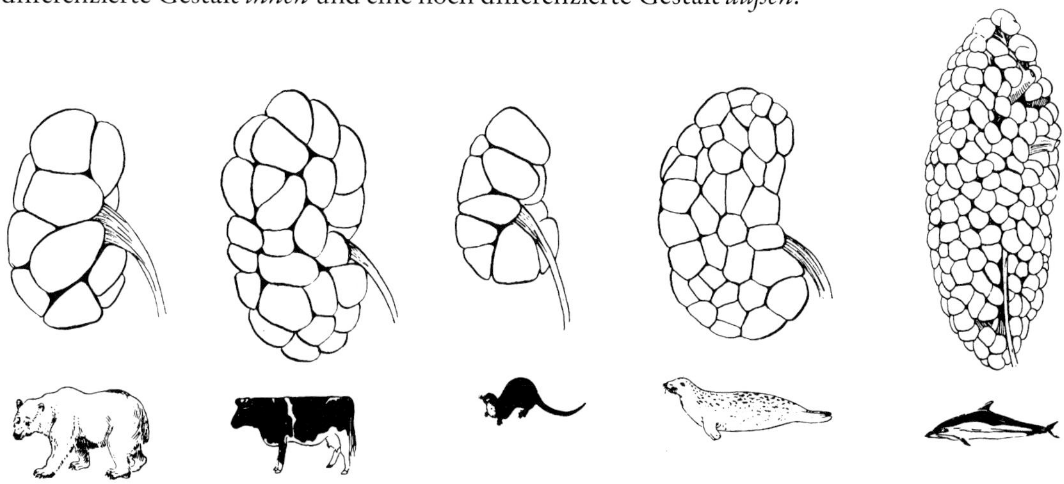

Abb. 102 (7)

Betrachten wir von diesem Gesichtspunkt aus das Sinnes-Nerven-System: Nach außen differenzieren sich die Sinnesorgane hochgradig den Sinnesmodalitäten entsprechend in Auge, Ohr, Nase, Zunge, Lippen usw. Wenn wir diese Sinnesorgane als der Außenwelt zugewandte «Hände» betrachten, dann entspricht das innere Ende der Nervenbahn im Gehirn dem Oberarm. Vergleichen wir im Gehirn Hörrinde und Sehrinde und die anderen sensorischen Rindenfelder makroskopisch miteinandener, dann ist evident: Im Vergleich zur Morphologie der Sinnesorgane ist die makroskopische Morphologie des Gehirns hochgradig ähnlich gestaltet; die morphologische Differenzierung der Sinne beschränkt sich im Innern der Kopforganisation auf ihre verschiedene Lokalisation in den Rindenfeldern des Gehirns.

Adolf Portmann bestätigt dieses Prinzip im Gehirn. Er weist darauf hin, dass die innen liegenden Organe des übrigen Körpers im ebenfalls innen liegenden Stammhirn repräsentiert sind: «Der Übereinstimmung in den elementaren Lebensleistungen entspricht denn auch eine weitgehende gestaltliche Ähnlichkeit sowohl des elementaren wie des vegetativen Apparates (im Bau des Gerhins, A.H.) bei allen Wirbeltieren. Wir finden in diesen

Teilen des Nervensystems relativ die geringsten Unterschiede und sehen auch, dass diese Apparate stets autogenetisch sehr früh schon ausgestaltet werden.» (8)

Portmann stellt dabei die räumliche Polarität innerer Form-Ähnlichkeit und äußerer Differenzierung zeitlich mit *früherer* und *späterer* Entwicklung in einen wesentlichen Zusammenhang, den wir auch im Pflanzenreich finden.

Die Keimpflanze zweikeimblättriger Pflanzen sehen einander hochgradig ähnlich, verglichen mit der späteren differenzierten Bildung der ausgewachsenen Pflanze. Gerbert Grohmann schreibt darüber: «Während sich nämlich die eigentliche Pflanze zu ihrer strengen, artgemäßen Gestalt nur am Lichte und unter Mitwirkung der äußeren Elemente der Erde, Wasser, Luft, Feuchtigkeit usw. denen sie sich immer weiter aufschließt, herausbilden kann, wird der Keimling im Finstern ja geradezu von den äußeren Erdenelementen hermetisch abgeschlossen im Fruchtknoten der Blüte veranlagt» (9). Es scheint hier ein biologisches Prinzip zu walten, das erstmals von dem französischen Naturforscher Buffon beschrieben, seither aber weitgehend vergessen wurde und das an weiteren Organsystemen zu untersuchen wäre. (10, 11)

Diejenigen Stoffwechselorgane, die sich stärker mit den in der Außenwelt entstandenen Natursubstanzen der Nahrung auseinandersetzen wie Mundorgane, Darm und Leber sind von Art zu Art morphologisch stärker differenziert als die Nieren und die Gonaden.

Für unser Thema besonders wichtig ist hier der Vergleich von Lunge und Herz. Er zeigt, wie nun zu erwarten, einen deutlich stärkeren Differenzierungsgrad der nach außen gewandten Lungen. Das Pferd hat z.B. Lungen ohne Lappen, das Rind hat dagegen beidseitig vier Lappen. Im Vergleich dazu ist das rein im Innern lebende Herz bei Pferd und Rind morphologisch sehr ähnlich, vergleichbare Unterschiede wie in den Lungen fehlen hier (s. Abb. 103).

Dem Rätsel dieses Phänomens kommen wir auf die Spur, wenn wir die Blutströmungen im Kreislauf vom Gesichtspunkt der Biochemie aus betrachten.

### *Die Biochemie der Blutströmungen und das Herz*

Vom linken Herz strömt dasselbe einheitliche arterielle Blut in alle Organe der Kreislauf-Peripherie. Hier differenziert es sich dann durch die verschiedenen Stoffwechselprozesse der Organe in das jeweilig organspezifische Venenblut, das die biochemische Signatur dieses Organs eingeprägt erhält.

Vor dem rechten Herzen sind nur noch zwei Blutarten vorhanden: In der oberen Hohlvene das Blut des «oberen Menschen», in der unteren Hohlvene das Blut des «unteren Menschen», um zwei Begriffe Rudolf Steiners zu verwenden, die in ihrer Einfachheit oft Verwunderung auslösen. (12) Vom Blut aus betrachtet entspricht diese «Verallgemeinerung» aber genau dem biochemischen Geschehen. Mit dem Einstrom ins rechte Herz entsteht wieder ein einheitliches Blut. Aus einem einheitlichen inneren Leben strömt das Blut in die Peripherie; dort unterliegt es der Differenzierung. Auf seinem Weg von außen nach innen wird diese Differenzierung zunehmend aufgehoben; im rechten Herzen stellt sich seine Einheit wieder her.

Schauen wir nun morphologisch auf die Herzen der Säugetiere in Abb. 103. Es gibt wenige Organe, in denen sich Säugetiere morphologisch so gering voneinander unterscheiden wie in Bezug auf das Herz. «The hearts of mammals are of remarcably uniform design.» (13)

Die Transplantationsmedizin macht Erfahrungen, die hier eine deutliche Sprache sprechen: Seit vielen Jahre werden Herzklappen aus Schweineherzen in Menschenherzen transplantiert – es hat sich als lebensmöglich erwiesen. Niemand käme aber auf die Idee, Organe aus der Peripherie des Schweine-Organismus, etwa Teile einer Schweineklaue, in eine verletzte Menschenhand zu implantieren. An dem Absurden dieser Vorstellung erwacht die Erkenntnis: Im Innern wird das Leben der Organe und ihre Gestalt vom einheitlichen Typus geprägt; in der Peripherie differenziert

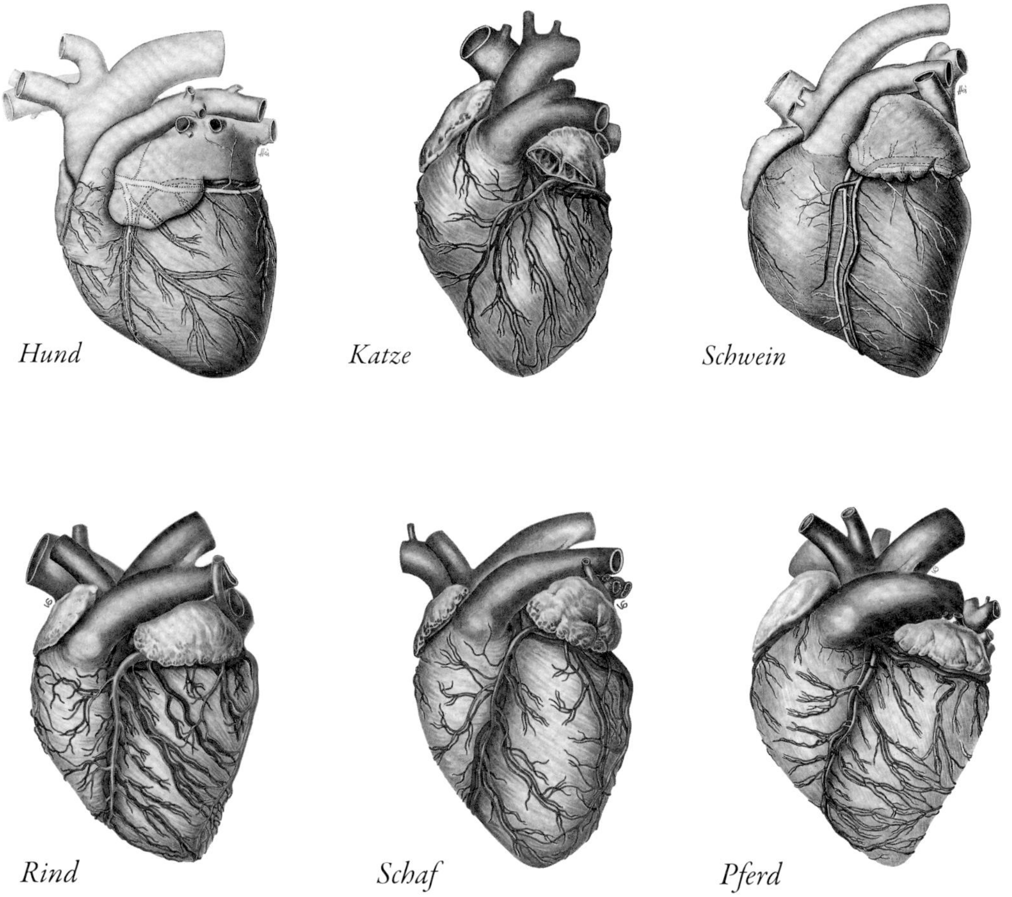


Abb. 103: Die Herzen einiger Säugetiere (auf die gleiche Größe gebracht). (6)

sich dieser Typus in Metamorphosen, die sich am Kontakt mit der physischen Außenwelt entwickeln. «Und so können wir zu einem merkwürdigen Bilde kommen, zu dem Bilde des menschlichen Herzens mit seiner Innerlichkeit, mit seinem Synthetisieren desjenigen, was äußerlich auf uns nach dem ganzen Umfang des Leibes einwirkt, ein Synthetisieren und in der Außenwelt ein Analysieren, ein überall Zerstreutsein desjenigen, was im Herzen, ich möchte sagen, zusammengeschoppt ist.» (Abb. 104) (14)

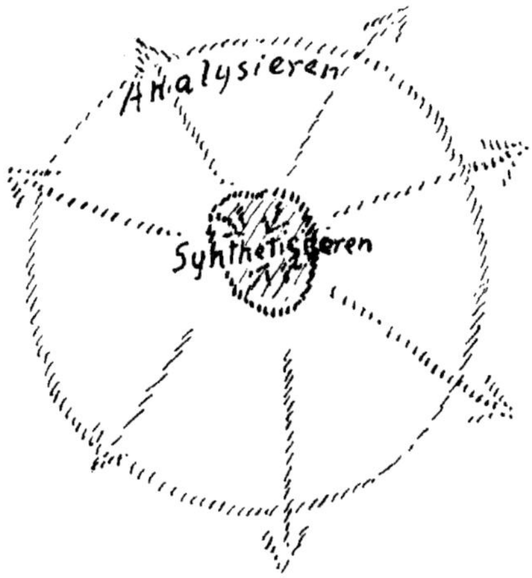


Abb. 104: Wandtafelzeichnung Rudolf Steiners (s. Text).

Die innen liegende Ähnlichkeit der Organe hat offensichtlich Beziehung zu ihrer *Keimhaftigkeit*, worauf Grohmann für die Pflanze hinweist. Wir erinnern uns an die Regel, dass Wirbeltier-Embryonen um so ähnlicher sind, je jünger ihr Entwicklungszustand ist. *Im Inneren liegt der Anfang.*

Deshalb ist das Herz das Organ des Ganzen und ein Organ, das in der Embryonalentwicklung als erstes seine Funktion aufnimmt. Auf diese Keim-Natur des Herzens hat bereits Aristoteles hingewiesen. (15)

## *Die Wahrnehmungen und das Denken*

Wir sitzen in einem Eisenbahnabteil, und uns gegenüber sitzt ein fremder Mensch, vielleicht von einem anderen Kontinent – zum Beispiel ein Herr aus Tansania. Wir schweigen. Wir fühlen beide, dass wir einander fremd sind. Was erleben wir aber, sobald sich ein *Gespräch* ergibt?

Das Wetter, die Fragen der Familie, des Berufslebens, der Weltpolitik, der Ökologie: Fragen des Menschseins tauschen wir aus. Die *äußere* Erscheinung der beiden Menschen, die hier miteinander reden – sie ist differenziert, getrennt durch die biologische Eingliederung in eine andere physische Umwelt. Das *innere* Seelenleben erweist sich als ein Gemeinsames, das uns verbindet.

Was hier als Alltagserfahrung des Seelenlebens bewusst wird, zeigt sich auch auf geistiger Ebene, wenn wir das Denken selbst ins Auge fassen. Nach *außen* lebt die Seele in den Sinneswahrnehmungen – ausgegossen in ein zusammenhangloses Nebeneinander, in vielfältige Differenzierungen. Wenn wir den inneren Zusammenhang der Erscheinungen erkennen mit dem Ganzen erkennen, dann entsteht dieser durch das von innen kommende Denken, das die Sinneswahrnehmungen mit Begriffen durchdringt. Auch geistig steht die Quelle des einheitlichen Lebens, in das wir jede neue Wahrnehmung eingliedern, als ein Inneres den äußeren Zusammenhang-losen Wahrnehmungen gegenüber.

Im Erfassen eines lebendigen Typus, wie wir es in diesem Buch praktizieren, erleben wir die innere Beweglichkeit einer lebendigen Idee. Wir können aus eigener Erfahrung nachvollziehen, weshalb. Rudolf Steiner diese Erfahrung des Typus «etwas durchaus Flüssiges» nennt. (16) Er betont, dass der Typus «keine abgeschlossene, eingefrorene Begriffsform, sondern dass er «flüssig ist». (17) Ja, «der Typus fließt in das einzelne Lebewesen ein; er identifiziert sich mit ihm.» (18) Wir erfassen im Typus die lebendige schaffende Idee des Organismus. Für das denkende Erkennen gilt sogar ganz allgemein: «Alle Sinneswahrnehmung löst sich, was das Wesen betrifft, zuletzt in ideellen Inhalt auf. Dann erst erscheint sie uns als durchsichtig und klar». (19)

Was sich im Begreifen der Sinneswahrnehmungen vollzieht, tritt aus Rudolf Steiners Sprache in einem imaginativen Bild vor Augen: Wir lösen Salz in Wasser. Trockene, weiße, dichte, körnig erscheinende Salzkristalle lösen sich in Wasser auf zu einer klaren Lösung. So ergreift das Leben des Denkens die physischen Sinnes-Wahrnehmungen und hebt sie in die durchsichtige Einheit ihres Zusammenhangs.

## *Goethes Denken*

Goethes organisches Denken im flüssigen Typus ergreift die Einheit des Lebens in seiner Urpflanze: die sinnlich erfahrbaren Pflanzen leben in ihr wie Salzkörner gelöst als Potenzen. Wer so erwacht im Ganzen, erwacht zu Lebensprozessen. Wie nahe der Blutkreislauf der flüssigen Natur des Denkens ist, hat sich oben schon in Abbildung 104 verbildlicht:

«Synthetisieren» und «Analysieren» sind im Blut die biochemische Realität des Lebens, die sich im Blutkreislauf spiegelt.

«Das Geeinte zu entzweien, das Entzweite zu einigen ist das Leben der Natur; dieses ist die ewige Systole und Diastole ... das Einatmen und Ausatmen der Welt in der wir leben, weben und sind.» (20) So erfasst Goethe die lebendige Einheit der Urpflanze in der rhythmischen Bewegung einer dreimaligen *Ausdehnung und Zusammenziehung* des sich metamorphosierenden Blattes. So erscheint sie, wenn man sie mit den Augen des Geistes, wir dürfen jetzt auch sagen: mit dem *Denken des Herzens*, erfasst.

> «... Und es ist das ewig Eine
> Das sich vielfach offenbart;
> Klein das Große, groß das Kleine,
> Alles nach der eignen Art.
> Immer wechselnd, fest sich haltend;
> Nah und fern und fern und nah;
> So gestaltend, umgestaltend –
> Zum Erstaunen bin ich da.» (21).

## *Das Staunen und die Urbilder des Lebens*

An Phänomenen im Reich des Organischen die lebendige Idee des Typus erfassen – es erregt *Staunen*. Im Staunen, in der «Verehrung gegenüber Wahrheit und Erkenntnis» liegen die Keime höherer Erkenntniskräfte, die Keime zur Weiterentwicklung der eigenen Seele (22). Die geistige Wirklichkeit des Lebens, die Goethes Erkennen denkend begreift, erschließt gesteigert die Geisteswissenschaft Rudolf Steiners. In seiner «Theosophie» beschreibt er jene Region der geistigen Welt, in der die Urbilder des Lebens für den Geistesforscher beobachtbar sind. «Aber dieses Leben bildet hier eine vollkommene Einheit. Als flüssiges Element durchströmt es die Welt des Geistes, gleichsam als Blut alles durchpulsend. Es lässt sich mit dem Meere und den Gewässern der physischen Erde vergleichen. Seine Verteilung ist allerdings ähnlicher der Verteilung des Blutes in dem tierischen Körper als derjenigen der Meere und Flüsse. *Fließendes Leben, aus Gedankenstoff gebildet*, so könnte man diese zweite Stufe des Geisterlandes bezeichnen.» (23; Hervorhebung von R. Steiner)

Der «Gedankenstoff» ist eben die lebendige Kraft des Ätherischen, wie sie im lebendigen Denken als flüssiger Begriff des Typus erfasst wird. Diese Idee des Typus «fasst die Erfahrung nicht nur zusammen, sondern sie bewirkt das zu Erfahrende». (24) Dieselbe Region der Urbilder des Lebens wird dann in der Theosophie ein zweites Mal aus dem Erleben des Verstorbenen beschrieben: «Die nächste Region ist diejenige, in welcher das gemeinsame Leben der irdischen Welt als Gedankenwesenheit, gleichsam als das flüssige Element des Geisterlandes, strömt. So lange man in physischer Verkörperung die Welt beobachtet, erscheint das Leben an einzelne Lebewesen gebunden. Im Geisterland ist es davon losgelöst und durchfließt als Lebensblut gleichsam das ganze Land. Es ist da die lebendige Einheit, die in allem vorhanden ist. Während des irdischen Lebens erscheint dem Menschen davon ein Abglanz. Und dieser spricht sich in jeder Form von Verehrung aus, die der Mensch dem Ganzen, der Einheit und Harmonie der Welt entgegenbringt. Das religiöse Leben des Menschen schreibt sich von diesem Abglanze her. Der Mensch ... blickt in Verehrung und Anbetung zu dieser Einheit auf. Er bringt ihr religiöse Kultushandlungen dar. – Im ‹Geisterland› erscheint nicht der Abglanz sondern die wirkliche Gestalt als lebendige Gedankenwesenheit. Hier kann sich der Mensch mit der Einheit, die er auf Erden verehrt hat wirklich vereinigen.» (25)

Das Bekenntnis Goethes im hohen Alter: «Zum Erstaunen bin ich da»

– es ist der Abglanz aus dem Gewahrwerden der lebendigen, schaffenden, einheitlichen Idee, die er im Herzen erfasste, das in der Region der Urbilder des Lebens pulsiert.

Am Ende seines Lebens ptägte Rudolf Steiner Goethes revolutionäre Tat, durch die seither die Naturwissenschaft dem Leben der Erde gewachsen sein kann, in die Worte:

«Michael ... befreit die Gedanken aus dem Bereich des Kopfes; er macht ihnen den Weg zum Herzen frei; er löst die Begeisterung aus dem Gemüte los, so daß der Mensch in seelischer Hingabe leben kann an alles, was sich im Gedankenlicht erfahren läßt. Das Michaelzeitalter ist angebrochen. Die Herzen beginnen, Gedanken zu haben; die Begeisterung entströmt nicht mehr bloß mystischem Dunkel, sondern gedankengetragener Seelenklarheit.» (26)

## Anmerkungen und Literatur

**Abkürzungen:**

MB = Armin J. Husemann, *Der musikalische Bau des Menschen*, 5. Auflage, Stuttgart 2003.

HM = Armin J. Husemann, *Der hörende Mensch und die Wirklichkeit der Musik*, Stuttgart 2010.

FLB = Armin J. Husemann, *Form, Leben und Bewusstsein, Einführung in die Menschenkunde der Anthroposophischen Medizin*, Stuttgart 2014.

## Vorwort

1 R. Steiner *Theosophie*, Dornach 1961, GA 9, S. 158.

## Kapitel 1

1 V. Storch, U. Welsch, *Systematische Zoologie*, 5. Aufl., Stuttgart 1997, S. 104, Abb. 67.

2 A.a.O., S. 135.

3 Wenn sich wirbellose Tiere im Schwimmen, Gehen oder Fliegen rhythmisch fortbewegen, ist diese Fortbewegung natürlich korreliert mit rhythmisierten Flüssigkeitsbewegungen ihrer Hämolymphe. Im Vergleich zur primären Blutbewegung der Mikrozirkulation sind dies sekundäre Blutbewegungen. Sie werden in der Regel analog der Herzfunktion als mechanische Ursache der Blutbewegung interpretiert. So z.B. wenn die Flugmuskeln von Insekten mit phasengekoppelten Blutbewegungen einhergehen. Hier von «Herzen» zu reden ist fragwürdig und wird von manchen Forschern zu Recht abgelehnt (J. Xavier-Neto et al. 2007, Parallel Avenues in the Evolution of hearts and Dumping Organs. *Cell.Mol Life Sci* 64:719-734. Zit. nach D. Sedmera, T. Wang 2012, *Ontogeny and Phylogeny of the Vertebrate Heart*, Springer Verlag). Man sollte zweierlei bedenken: Erstens gibt es bei diesen Tieren auch Ruhephasen, in denen sie sich nicht bewegen. Ihre Zirkulation kommt dann nicht zum Erliegen sondern sie entspricht dann dem Stoffwechsel- und Atembedarf des Tieres in Ruhe. Zweitens steigert die Bewegung selbst den Atem-und Stoffumsatz, und dies steigert notwendig die Hämolymphe-Zirkulation. Diese Organismen unterliegen dem Gesetz, das wir beim Menschen als «Autonomie der Organdurchblutung» kennen (s. S. 44) Jedes Organ ist genau so stark durchblutet (Vol./Zeit), wie es seinem Stoffwechsel- und seinem Sauerstoffbedarf entspricht.

4 Vgl. Anm. 1, S. 103.

5 H. R. Haefelfinger, «Die Hohltiere», in: *Grzimeks Tierleben*, Band 1, S. 214, dtv, München 1979.

6 Vgl. Anm. 1, S. 459.

7 Vgl. Anm. 1, S. 477 u. 479.

8 A. Kühn, *Grundriss der Allgemeinen Zoologie*. 4. Auflage, Leipzig 1931, S. 80.

9 Die goetheanistische Denkweise an dieser Stelle des klassischen Lehrbuches kommt hier zum Ausdruck: «Auch im Blutgefäßsystem zeigt sich die allmähliche Abwandlung eines einfachen Grundtypus sehr deutlich.»

10 G. Heldmaier, G. Neuweiler: *Vergleichende Tierphysiologie*, Heidelberg 2004, Band 2, S. 275.

11 FLB, S. 75-80.

12 Vgl. Kapitel 2.

13 Richard Wagner, *Parsifal*. Reclam, Stuttgart 1991.

14 J. G. Herder, «Das eigene Schicksal» (1795), Herder, *Werke*, Heinrich Düntzer (Hrsg.), Berlin o. J. (1877?), Band 17, S. 394.

15 M. Hildebrand, G. Goslow, *Vergleichende und funktionelle Anatomie der Wirbeltiere*, Berlin 2004, Springer Verlag, S. 270.

16 W. Schad hat die lebendige «Zeitintegration» im Leben der Organismen ausführlich dargestellt in seiner Habilitationsschrift *Die Zeitintegration als Evolutions-*

*modus*. Habilitationsschrift, Universität Witten/Herdecke 1997. W. Schad, *Der Heterochronie-Modus in der Evolution der Wirbeltierklassen und Hominiden*. Dissertation, Universität Witten/Herdecke 1993. Zit. nach W. Schad, *Säugetiere und Mensch*, Stuttgart 2012, 2. Auflage, Bd. 2, S. 1211. Siehe dort auch S. 1143.

17 K. V. Hinrichsen (Hrsg.), *Humanembryologie*. Springer Verlag, Berlin, Heidelberg 1993, S. 205.

18 J. Langman, *Medizinische Embryologie*. 3. Aufl., Stuttgart 1974, S. 57 u. 58. Die Hämangioblasten entstammen dem Mesoderm, das hier auch «Mesenchym» genannt wird.

19 Bradley M. Patten, *Early Embryology of the Chick*. 5. ed. 1956.

20 C. P. Ng, C.-L. E. Helm, M. A. Swartz, Interstitial flow differently stimulates blood and lymphatic endothelial cell morphogenesis in vitro. *Microvascular Research* ,Vol. 68, Issue 3. November 2004. p. 258-264.

21 M. A. Swartz, M. E. Fleury, Interstitial flow and its effects in soft tissues. *Annual Review of Biomedical Engeneering*, Vol. 9, 2007, p. 229-256.

22 K. L. Moore, *Embryologie*, Stuttgart 1990, S. 42.

23 W. Bargmann, W. Doerr, *Das Herz des Menschen*. Stuttgart 1963, Band 1, S. 23.

24 K. A. Kirsch, H. v. Ameln, «Physiologie des Niederdrucksystems». In: R. Busse (Hrsg.), *Kreislaufphysiologie*, Stuttgart 1982, S. 104.

25 Nur wenn man den Blick isoliert auf die Blutbewegung im Gefäßsystem richtet, kann man behaupten, es gäbe embryonal keine Blutbewegung vor Beginn des Herzschlags (H. Vögler in: P. Bavastro, Chr. Kümmell, *Das Herz des Menschen*, Stuttgart 1999, S. 223ff.

26 R. F. Schmitt, F. Lang , G. Thews (Hrsg.), *Physiologie des Menschen*, 29. Aufl., Springer Verlag, Berlin, Heidelberg 2005, S. 606.

27 B. Christ, «Grundlagen der embryonalen Gefäßbildung», in: Hinrichsen (1) S. 205 und 209.

28 J. Langman, *Medizinische Embryologie*. 3. Auflage, Thieme Verlag, Stuttgart 1974, S. 57 und 58.

29 J. Staubesand, «Bau und Funktion der Blut- und Lymphgefäße». In: Benninghoff, *Anatomie*. Hrsg. v. K. Fleischhauer. 13./14. Aufl. 1985, Elsevier, Urban & Fischer, Stuttgart, Band 2, S. 36-39. Der Zusammenhang mit dem Geschwindigkeitsprofil einer laminaren Strömung ergibt sich aus den Ergebnissen der Shear-stress-Forschung, siehe unten S. 64 ff.

30 J. Staubesand, persönl. Mitteilung an den Verfasser. Die Qualität der sich neu bildenden Intima hängt vor allem vom Endotelin-1-Spiegel ab, der bei Patienten mit Arteriosklerose in der Regel erhöht ist.

31 S. Johann, Stamler et al., «Blood Flow Regulation by S-Nitrosohemoglobin in ‹The Physiological Oxygen Gradient›». *Science*, Vol. 276, 27.6.1997, S. 2034.

32 W. Bargmann, W. Doerr, *Das Herz des Menschen*. Stuttgart 1963, Bd. 1, S. 23.

33 vacat

34 L. Adamo, «Biomechanical forces promote embryonic haematopoesis». *Nature*, 2009, June 25; 459 (7250): 1131-5.

35 J. R. Hove et al., «Intracardiac fluid forces are an essential epigenetic factor for embryonic cardiogenesis», *Nature* Vol. 421, 9 January 2003. pp. 172-177.

36 R. E. Poelmann, A. C. Gittenberger-de Groot, B. P. Hierck, «The development of the Heart and microcirculation: role of shear-stress». *Med. Biol. Eng. Comput.* 46: p. 479-484, 2008.

37 James N. Topper, Michael Gimbrone Jr., «Blood flow and vascular gene expression: fluid shear – stress as a modulator for of endothelial phenotype». *Molecular Medicine today* January 1989 p. 44. – B. P. Hierck et al. 2008 l.c.

38 D. Starck, *Vergleichende Anatomie der Wirbeltiere*, Springer Verlag, Berlin 1982, Bd. 3, S. 1036.

39 M. Reckova et al., «Haemodynamics Is a Key Epigenetic Factor in Development oft the Cardiac Conduction System». *Circ-Res.* 2003; 93: p. 77-85.

40 R. G. Gourdie et al., «Conducting the embryonic heart: orchestrating developmtent of specialized cardiac tissues». *Trends Cardivasc. Med.* 1999; 9: p. 18-26.

41 B. S. Harris et al., «Development of cardiac pacema-

king and conduction system». *British Defects. Res.* 2003; 69 C: p. 46-57.

42 R. Steiner, *Das Verhältnis der verschiedenen naturwissenschaftlichen Gebiete zur Astronomie.* 3. Naturwissenschaftlicher Kurs, Vortrag vom 10.1.1921, GA 323, Dornach 1983.

43 Benninghoff/Goerttler, *Lehrbuch der Anatomie des Menschen,* München 1971. 9. Aufl., Band 2, S. 420.

## Kapitel 2

1 Aus: Rauber/Kopsch, *Anatomie des Menschen.* Stuttgart 1987, Band 1, S. 5.

2 R. Schmidt, F. Lang, G. Thews (Hrsg.), *Physiologie des Menschen,* 29. Auflage, Heidelberg 2005, S. 576.

3 Aus: R. Klinke, S. Silbernagl, *Lehrbuch der Physiologie.* Stuttgart 1994, S. 155.

4 Siehe (2), S. 620.

5 Siehe (2), a.a.O.

6 Siehe (2), S. 706, 28 Liter intrazellulär, 12 Liter extrazellulär, davon 5 Liter als Blut im Gefäßsystem.

7 K.A. Kirsch, H. von Ameln, «Physiologie des Niederdrucksystems», in: Rudi Busse (Hrsg.), *Kreislaufphysiologie,* Stuttgart 1982, S. 104. Siehe auch (2), S. 604.

8 Aus: Th. Schwenk, *Das sensible Chaos,* 9. Aufl., Stuttgart 1995, S. 74. Aus: G. Wagner, *Einführung in die Erd- und Landschaftsgeschichte,* Öhringen 1960.

9 Th. Fuchs, *Die Mechanisierung des Herzens.* Frankfurt 1992, S. 42-109. Thomas Fuchs hat die Genese des mechanistischen Denkens in der Geschichte der Herzphysiologie fundiert aufgearbeitet. Wie weit seine Behauptung, Harvey denke nur äußerlich mechanistisch, im Grunde aber vitalistisch, aus Harveys Arbeiten schlüssig belegbar ist, sei dahingestellt.

10 E. Kolisko: «Nicht das Herz treibt das Blut sondern das Blut das Herz» in: E. Kolisko, «Auf der Suche nach neuen Wahrheiten. Goetheanistische Studien», Gisbert Husemann (Hrsg.), 2. Aufl., Dornach 2013, Verlag am Goetheanum, S. 63. Die «Cyclosis» genannten intrazellulären Bewegungen bei Protozoen und die intrazellulären Zytoplasma-Strömungen werden heute so gut wie ausschließlich durch die Interaktion der sog. Motorproteine des Zytoskeletts erklärt (z.B. Aktin und Myosin, tubuläre Proteine). Die oben beschriebenen Stoffgradienten, die als treibende Bewegungskraft der Diffusion für die Kreislaufphysiologie an den Kapillaren von großer Bedeutung sind, werden in den von mir konsultierten Lehrbüchern der Biologie eigenartigerweise nicht erwähnt (12, 13). Auch in den Arbeiten von Goldstein und Kollegen werden die zytoplasmatischen Strömungen ebenfalls auf die «Motorproteine» zurückgeführt (14). Neuerdings wird aber darauf hingewiesen, dass die Diffusionsbewegungen von der Forschung bislang vernachlässigt wurden: Soh, Siowling et.al., «Reaction-Diffusion Systems in Intracellular Molecular Transport and Control», *Angew. Chem.* Int. Ed. Engl. 2010 Jun. 7; 49 (25): 4170-4198. Hui Li et. al., «Mapping Intracellular Diffusion Distribution Using Single Quantum Dot Tracking: Compartmentalized Diffusion Defined by Endoplasmic Reticulum». *J.Am.Chem. Soc.,* 2015, 137 (1), pp. 436-444. DOI: 10.1021/ja511273c.

11 B. Furst, *The Heart and circulation,* Springer Verlag, London 2014, S. 31.

12 Gauer, Kramer, Jung, *Physiologie des Menschen,* Band 3, Wien 1972, S. 253; Schmidt/Thews, *Phyiologie des Menschen,* Springer Verlag, Berlin, Heidelberg 2005, 29. Aufl., S. 621.

13 E. Strasburger, *Lehrbuch der Botanik,* Spektrum Akademischer Verlag, Heidelberg 2008; Alberts, Johnson, Lewis et al., *Molekularbiologie der Zelle,* Wiley-VCH, Weinheim, 5. Aufl. 2011.

14 R. E. Goldstein, J. W. van de Meent, 2015 «A physiological perspective on cytoplasmatic streaming». *Interface Focus* 5. 20150030. R. E. Goldstein, 2016 «Fluid dynamics at the scale oft he cell». *Fluid Mechanics.* 807, 1–39.

15 Rudolf Steiner, *Rhythmen im Kosmos und im Men-*

*schenwesen. Wie kommt man zum Schauen der geistigen Welt?,* Dornach 1962, GA 350, Vortrag vom 6.6.1923.

16 H. Chr. Kümmell, «Das menschliche Herz im Spiegel der Viergliederung», In: P. Bavastro, H. Chr. Kümmell (Hrsg.), *Das Herz des Menschen*. Stuttgart 1999, S. 41.

17 Siehe Anm. 19.

18 C. A. Guyton, Regulation of Cardaic Output. *Anaesthesiology* 29 (1967). S. 314-326.

19 Schmidt-Lang/Thews, *Physiologie des Menschen*, 29. Auflage 2004, Springer Verlag Heidelberg 2004, Springer Verlag, S. 621.

20 W. Trautwein, O. H. Gauer, H. P. Koepchen, *Herz und Kreislauf*, München 1972, S. 263.

21 A. C. Guyton, *Textbook of medical Physiology*, 3d. Ed. 347 und 338. W. P. Saunders Company, Philadelphia 1967. (zit. nach Lauboeck, S. Anm. 26).

22 F. Gersmayer und E. C. Yasargil, *Schock und hypotone Kreislaufstörungen*; 2. Aufl., Stuttgart 1978, S. 16 (zit. nach Lauboeck, s. Anm. 28).

23 Leon Manteuffel-Szoege, *Über die Bewegung des Blutes. Hämodynamische Untersuchungen,* Stuttgart 1977, S. 18.

24 J. W. Goethe, *Sprüche in Prosa,* hrsg. v. R. Steiner, Stuttgart 1967, Nr. 165.

25 Arthur C. Guyton, John. Hall, *Textbook of Medical Physiology*, 11. Edition 2006, Saunders Company, Philadelphia, S. 195. Damit gehen wir in die Schule bei einem der führenden Kreislaufphysiologen des 20. Jahrhunderts. Arthur Guyton (1919–2003) ist der Autor eines Bestsellers unter den Physiologie-Lehrbüchern. Sein *Textbook of Medical Physiology* wurde in 15 Sprachen (aber leider nicht ins Deutsche) übersetzt.

26 A.a.O., S. 232f.

27 Rudolf Steiner, *Geisteswissenschaftliche Gesichtspunkte zur Therapie*, GA 313. Vortrag vom 16.4.1921.

28 Hermann Lauboeck war der erste Autor, der in der Anthroposophischen Medizin, Guytons Forschungen in Bezug auf Rudolf Steiners Herzlehre zitierte. Seine Arbeiten «Zur Beziehung zwischen der Blutkreislaufbewegung und der Herzbewegung», (*Merkurstab*, Heft 3, Mai/Juni 1989) sowie ders. «Die Neubewertung der Physiologie der Herz und Blutbewegung» (in: P. Bavastro und H. Chr. Kümmell, *Das Herz des Menschen*, Stuttgart 1999, S. 104–130), haben mich überhaupt in diesen Fragen auf den Weg gebracht. Eugen Kolisko hatte diese Aussage durch konsequentes Denken schon erfasst und dargestellt. (10)

29 M. Mendelssohn, Das Herz – ein sekundäres Organ. *Zschr. Kreislaufforschg.* 20, Nr. 8 (15.4.1928).

30 Zit. nach Lauboeck (26), in: P. Bavastro, H. Chr. Kümmell: *Das Herz des Menschen*, Stuttgart 1999, S. 117.

31 A.a.O., S. 117.

32 A.a.O., S. 115.

33 A.a.O., S. 107.

34 S. Magder, «The classical Guyton View That Mean Systemic Pressure, Right Atrial Pressure and Venous Resistance govern venous return is correct». *Journal of Applied Physiology* 101: 1523-1525, 2006.

35 C. Rubens, «Über das Pumpenparadigma des Herzens in der modernen Kardiologie». *Der Merkurstab,* 2014, Heft 2, S. 102-104.

36 P. Vogler, «Disziplinärer Methodenkontext und Menschenbild». In: H. G. Gadamer, P. Vogler, *Neue Anthropologie,* Band 1, dtv, München 1972, S. 9. Vogler verstarb vor Fertigstellung des Literaturverzeichnisses. Der Kontext des Sammelbandes, den er herausgegeben hat, zeigt aber, dass er auf Wezlers und Guytons Forschung Bezug nimmt.

37 R. Steiner, *Die Erneuerung der pädagogisch-didaktischen Kunst durch Geisteswissenschaft* (GA 301), Vortrag vom 26.4.1920. Rudolf Steiner Verlag, Dornach 1977.

38 Mittelwerte aus dem *Handbuch der normalen und pathologischen Physiologie*, hrsg. v. A. Bethe, G. v. Bergmann, G. Embden, A. Ellinger, Springer Verlag, Berlin, Heidelberg 2013, Band 7, S. 1298.

39 Rainer Flindt, *Biologie in Zahlen*, Gustav Fischer Verlag, 3. Auflage, Stuttgart 1988, S. 68.

40 M. Hertl, *Pädiatrische Differentialdiagnose*, Thieme Verlag, Stuttgart 1977, S. 694.
41 Friedwart Husemann, «Das Belladonnagift und seine Wirkprinzipien», in: *Anthroposophische Medizin, Ein Weg zu den heilenden Kräften*. Dornach, 2. Aufl. 2011, S. 17-32.
42 «Viele musikalisch vortrefflich begabte Singvögel verfügen nur über jeweils eine der drei ... Gesangsleistungen, die wir bei der Schamadrossel zu Recht bewundern:
1. die Fähigkeit, komplexe Gesangsstrophen nachzuahmen
2. die Begabung, kontinuierlich neue Variationen zu *erfinden*
3. die Meisterschaft der unmittelbaren Imitation eines Vorbildes ohne zeitlich messbaren Lernprozess».
W. Streffer, *Klangsphären. Motive der Autonomie im Gesang der Vögel,* Freies Geistesleben, Stuttgart 2009, S. 225.
43 A. Bopp, Th. Breitkreuz, *Bluthochdruck senken*, Gräfe und Unzer Verlag, München 2009. Die von Breitkreuz erwähnte Dreigliederung des Blutkreislaufs (S. 11) genauer darzustellen, ist für die künftige Forschung eine wichtige Aufgabe.
44 R. Steiner, *Geisteswissenschaft und Medizin,* 7. Aufl., Dornach 1999, GA 312, 2. Vortrag vom 22.3.1920.
45 P. Bavastro, *Organtransplantation – Zukunftsweisend oder Irrweg des Zeitgeistes?* Verlag Königshausen und Neumann, Würzburg 2018.
46 M. Basfeld, «Der hydraulische Widder». In: *Beiträge zu einer Erweiterung der Heilkunst* 1982, S. 1-22.
47 Friedwart Husemann, Gisbert Husemann, «Der hydraulische Widder und die Herzfunktion». In: G. Husemann, *Sinnesleben, Seelenwesen und Krankheitsbild*. Stuttgart 1998, S. 172-200.
48 Dr. K. Schmid über Herzstoß und Pulskurven. *Wiener Medizinische Wochenschrift* 9., 16., 23. April 1892, Nr. 15, 16, 17. 42. Jahrgang 48; Wiederabdruck in *Beiträge zu einer Erweiterung der Heilkunst* 1974, S. 93-103.
49 B. Furst, *The heart and circulation*, London 2014, p. XXVI und S. 102ff.
50 Ares Pasipoularides, *Heart's Vortex, Intracardiac Blood Flow Phenomena*. Shelton 2010.
51 R. Steiner, *Geisteswissenschaftliche Impulse zur Entwicklung der Physik*, Dornach 1982, GA 321, Vortrag vom 11.3.1920.
52 M. Woernle, «Die Ontogenese des Herz-Kreislauf-Systems». In: *Ideen zum Herz-Kreislauf-System*. Jahrestagung der Anthroposophischen Arbeitsgemeinschaft 1982, Freies Geistesleben, Stuttgart 1983, S. 17.
53 K. Morron et. al., «Innervation of Human atrioventricular and arterial valve»s. *Circulation* 1996, Aug.; 94 (3): 368-75.
54 R. Steiner, *Geisteswissenschaft und Medizin*, GA 312, Dornach 1976, 2. Vortrag vom 22.3.1920, S. 37ff.
55 Peter F. Davies, «Flow-Mediated Endotherial Mechanotransduction». *Physiological Reviews* vol. 75, no. 3, July 1995, 519-560. Hier S. 523 und 534.
56 HM, S. 20.
57 R. Steiner, *Das Tonerlebnis im Menschen,* Dornach 1975, GA 283, 2. Vortrag vom 8.3.1923.
58 B. Furst, *Heart and Circulation*, London 2014, S. 101 ff.
59 Ebd., S. 105 (Übers. von A. H.)

## Kapitel 3

1 R. Steiner, *Das Zusammenwirken von Ärzten und Seelsorgern,* Dornach 1984, GA 318, Vortrag vom 9.9.1924.
2 FLB S. 75-119.
3 J. W. Goethe, *Sprüche in Prosa*, Hrsg. v. Rudolf Steiner, Freies Geistesleben, Stuttgart 1999.
4 O. Thulesius, «Ultraschall-Diagnostik der Arm- und Beinvenen». In: A. Kriessmann, A. Bollinger, *Ultraschall-Doppler-Diagnostik in der Angiologie,* Thieme Verlag, Stuttgart 1978, S. 143.

5 Die Absonderungen der Endothel (No, Endothelien u.a.) stehen in Wechselwirkung mit der Hämodynamik und sind daher dem Sinnes-Nerven-Prozess des Gefäßsystems zuzuordnen.

6 R. Steiner, *Heileurythmie*, Dornach 1981, GA 315, Vortrag vom 17.4.1921.

7 Ders., *Die Erkenntnis des Übersinnlichen in unserer Zeit*, Dornach 1983, GA 55, Vortrag vom 25.10.1906.

8 N. Shubin, *Der Fisch in uns*, S. Fischer Verlag, Frankfurt am Main 2008, 2. Auflage, S. 195-200.

9 R. Steiner, «Menschliches Leben als Stauung zweier Zeit-Strömungen in der Vergangenheit und aus der Zukunft», in: Ders., *Die vierte Dimension*, Dornach 1994, GA 324a, Vortrag v. 17.5.1905.

10 R. Steiner, *Esoterische Unterweisungen für die Angehörigen an der ersten Klasse der Freien Hochschule für Geisteswissenschaft*, Dornach 1992, GA 270/2, S. 45.

11 MB.

12 R. Steiner, *Das Wesen des Musikalischen*, Dornach 1975, GA 283.

13 Ders., *Kunst im Lichte der Mysterienweisheit*, Dornach 1966, GA 275, Vortrag vom 29.12.1914

14 J. G. Herder, Vom Erkennen und Empfinden, 1774, in: J. G. Herder, *Werke*, Hrsg. V. W. Pross., Hanser Verlag, München 1987, Band II, S. 548.

15 A. Husemann, *Der Zahnwechsel des Kindes. Ein Spiegel seiner seelischen Entwicklung*, Stuttgart 1996, S. 76.

16 J. W. Goethe, «Das Märchen», *Werke,* Hamburger Ausgabe, C. H. Beck, München 1977, Bd. 6, S. 209.

17 V. Meyer, «Studieren Sie den Rhythmus – Rhythmus trägt Leben», *Der Merkurstab* 3/2008, S. 263-269.

18 R. Steiner, *Eurythmie als sichtbarer Gesang*, Dornach 1975, GA 278, Vortrag vom 21.2.1924.

19 J. W. Goethe, *Wilhelm Meisters Lehrjahre*, 8. Buch «Lehrbrief».

20 A. Brendel, *Musik beim Wort genommen*, Piper Verlag, München, Zürich 1990, S. 26.

21 HM, S. 34.

22 R. Steiner, *Menschenwerden, Weltenseele und Weltengeist*, Dornach 1967, GA 205, Vortrag vom 2.7.1921.

## Kapitel 4

1 Als «Engel» (Angeloi) werden die Wesen bezeichnet, die in der vorigen Verkörperung der Erde, auf dem sogenannten «alten Mond», ihre Menschheitsstufe durchgemacht haben; sie waren die Menschen des alten Mondes.
R. Steiner, *Die Geheimwissenschaft im Umriss*, Kapitel «Die Weltentwicklung und der Mensch», Dornach 1977.

2 F. Schiller, *Sämtliche Werke* in 5 Bänden, Winkler-Verlag, München 1975, Band 5, «Über die ästhetische Erziehung des Menschen», S. 318.

3 J. W. Goethe, *Torquato Tasso*, 3. Aufzug, 2. Auftritt.

4 R. Steiner, *Menschenwerden, Weltenseele und Weltengeist.* GA 205, Dornach 1967, Vortrag vom 2.7.1921, S. 106.

5 W. Chr. Simonis, *Das verkannte Herz*, J. Ch. Mellinger Verlag, Stuttgart, S. 15, s. auch: *Das Ägyptische Totenbuch.* Übersetzt u. kommentiert v. Gregoire Kolpaktchy. O. W. Barth, Freiburg, 9. Auflage 1988, S. 88.

6 *Das Totenbuch der Ägypter.* Eingeleitet, übersetzt und erläutert von Erik Hornung. Artemis Verlag, Zürich und München 1979, S. 27 und S. 431.

7 R. Steiner, *Menschliches Seelenleben und Geistesstreben im Zusammenhange mit Welt- und Erdentwickelung,* GA 212, Dornach, 2. Auflage 1989, Vortrag vom 6.5.1922.

8 Friedrich Hölderlin, «Hyperion», 1. Buch, *Sämtliche Werke und* Briefe, Hanser Verlag, München 1970, Band 1, S. 617.

9 R. Steiner, *Die Philosophie der Freiheit*, Dornach 1978, GA 4, Kap. 9, S. 166.

10 Siehe (4).

11 R. Steiner, *Menschenleben, Seelenleben und Geistesstreben im Zusammenhange mit Welt- und Erdenentwicklung*, Dornach 1978, GA 212, Vortrag vom 26.5.1922.

12 R. Steiner, *Das Zusammenwirken von Ärzten und Seelsorgern,* Dornach 1987, GA 318, 7. Vortrag vom 14.9.1924.

13 Rudolf Steiner, *Meditative Betrachtungen und Anleitungen zur Vertiefung der Heilkunst*, Vortrag vom 8.1.1924, GA 316, Dornach, 4. Aufl. 2003.
«Selbstbefruchtung» ist im Tierreich vielfach vorhanden. Auch, dass nach einer Befruchtung zunächst Keimruhe eintritt, bis später die Embryonalentwicklung beginnt. Bei den Hirschen und Rehen folgt z.B. nach der Befruchtung im Herbst und die Keimruhe im Winter bis zur Embryonalentwicklung im Frühjahr.

14 R. Steiner, *Der Mensch als Zusammenklang des schaffenden, bildenden und gestaltenden Weltenwerkes*, Dornach 1978, GA 230, 6. Vortrag vom 28.10.1923.

15 R. Steiner *Geisteswissenschaft und Medizin*, Dornach, 7. Aufl. 1999, GA 312, 11. Vortrag vom 30.3.1920.

16 R. Steiner, *Die Erkenntnis der Seele und des Geistes*, GA 56, Dornach 1985, Vortrag vom 18.3.1908.

17 R. Steiner *Geisteswissenschaftliche Erläuterungen zu Goethes Faust, Band 1: Faust, der strebende Mensch*, Dornach 1981, GA 272, Vortrag vom 10.9.1916, S. 281 und S. 292.

18 R. Steiner *Menschheitsentwicklung und Christus-Erkenntnis*, Vortrag vom 22.11.1907, GA 100, Dornach 2006, s. auch: ders., *Stichwort Sexualität*, Dornach 2010, S. 26.

19 R. Steiner, *Bilder okkulter Siegel und Säulen*, Dornach 1977, GA 284/285.

20 FLB, S. 75-80.

21 R. Steiner, *Aus der Akasha-Chronik*, Dornach 1973, GA 11, S. 77.

22 R. Steiner, *Wahrspruchworte*, Dornach 1998, GA 40, S. 321.

23 R. Steiner, *Der übersinnliche Mensch anthroposophisch erfasst*, Dornach 1962, GA 231. Vortrag vom 17.11.1923.

24 R. Steiner, *Die Grundsteinlegung der Allgemeinen Anthroposophischen Gesellschaft*, Sonderdruck, GA 260, Dornach 1986.

25 *Neues Testament und Psalmen*. Nach der Übersetzung Martin Luthers. Württembergische Bibelanstalt, Stuttgart 1956, S.154/155. Johannes-Evangelium 8. Kapitel.

26 Rudolf Steiner *Menschheitsentwicklung und Christuserkenntnis*, Vortrag vom 25.11.1907, GA 100, Dornach 1981.

## Kapitel 5

1 K. Bartels, «Aufrechter Gang und Werkzeuggebrauch. Ein Bild des Menschen und der Aristotelischen «‹Morphologie der Tiere›». *NZZ*, 27.7.1979, S. 28. Fern-Ausgabe Nr. 171.
Wegen der Bedeutung für die Menschenkunde sei auf die wichtigsten Arbeiten zur Aufrichtung hier verwiesen, Anm. 2–7:

2 A. Husemann, *FLB*, Stuttgart 2015, S. 120-130.

3 A. Husemann, *MB*, Stuttgart, 4. Aufl. 2001, S. 113 ff. und S. 266 ff.

4 H. Poppelbaum, *Mensch und Tier. Fünf Einblicke in ihren Wesensunterschied*. Fischer Taschenbuch, Frankfurt am Main 1981, S. 11 ff.

5 W. Schad, «Stauphänomene am menschlichen Knochenbau». In: *Goetheanistische Naturwissenschaft, Bd. 4, Anthropologie*, hrsg. von W. Schad, Freies Geistesleben, Stuttgart 1985, S. 9-29.

6 W. Schad, *Säugetiere und Mensch*. Freies Geistesleben, Stuttgart 2012, Band 2, S. 1117 ff.

7 J. Verhulst, *Der Erstgeborene. Mensch und höhere Tiere in der Evolution*, Freies Geistesleben, Stuttgart 1999, S. 164 f.

8 J. W. Goethe, *Sprüche in Prosa*, Hrsg. v. R. Steiner, Stuttgart 1967, Nr. 11.

9 P. Gaehtgens, «Das Kreislaufsystem». In: R. Klinke, S. Silbernagl (Hrsg.), *Lehrbuch der Physiologie*. Stuttgart 1994, S. 169.

10 R. Steiner, *Geisteswissenschaft und Medizin*, 2. Vortrag vom 22.3.1920, GA 312, Dornach 1976, S. 39.
Es wurde meines Wissens bislang nicht untersucht, welche Bedeutung der Unterdruck im venösen Kreislauf und im Liquorsystem des Kopfes funktionell für

das denkende Bewusstsein hat. Meines Erachtens ist der volle Wachheitsgrad des Bewusstseins vom Unterdruck im venösen System des Kopfes und damit von der Aufrichtung abhängig. Wer versucht, sich im Liegen zu konzentrieren oder zu meditieren, kann die vermehrte Anstrengung bemerken, die es bedeutet, das Einschlafen in dieser Lage zu verhindern. Der Umschlag des venösen Drucks von – 40 mm Hg in der Aufrichtung auf + 8 mmHg im Liegen könnte möglicherweise über die Sensitivität der Endothelzellen schlafanstoßende Vorgänge im Gehirn auslösen. Dass der venöse Druck im Liegen im Gehirn identisch ist mit dem des Stoffwechsel-Gliedmaßen-Systems, zeigt an, dass sich das Gehirn im Modus des metabolischen Aufbaus, der Regeneration befindet. Im Schlaf wird das Langzeitgedächtnis im Aufspriessen der Synapsen aufgebaut.

11 L. Rowell, *Human cardio-vascular control.* Oxford Univerity Press, New York, Oxford 1993, S. 3.
12 L. Rowell, s. Ziffer 11, S. 5.
13 L. Rowell, s. Ziffer 11, S. 41.
14 L. Rowell, s. Ziffer 11, S. 40.
15 R. Steiner, I. Wegman, *Grundlegendes zu einer Erweiterung der Heilkunst,* GA 27, Kapitel 2.
16 *FLB*, S. 119-126
17 R. Steiner, *Die Philosphie der Freiheit.* Dornach 1978, GA 4, Kap. 9, S. 147
18 R. Steiner, *Über das Wesen der Bienen.* Dornach 1978, GA 351, Vortrag vom 12.12.1923.
19 L. Rowell, s. Ziffer 11, S. 278.
20 L. Rowell, s. Ziffer 11, S. 23.
21 L. Rowell, s. Ziffer 11, S. 229.
22 R. Steiner, *Anthroposophie, Psychosophie, Pneumatosophie.* Dornach 1965, GA 115, Vortrag vom 26.10.1909.
23 J. Staubesand in Benninghoff, *Anatomie*, 13./14. Aufl. 1985, Band 2, S. 38.
24 D. Sedmera et al., «Developmental Patterning of the Myocardium». *The Anatomical Record.* 258:319-337 (2000), S. 325.

## Kapitel 6

1 J. Verhulst, *Der Erstgeborene.* Stuttgart 1999, S. 164 ff.
2 A. Husemann, «Der Leib der Sprache. Die Luftlautformen als Urphänomene der Sprache und der Eurythmie». In: Johanna Zinke, *Luftlautformen sichtbar gemacht. Sprache als plastische Gestaltung der Luft.* Hrsg. von Rainer Patzlaff, Freies Geistesleben, Stuttgart, 2. Aufl. 2003, S. 76, 77.
3 R. Patzlaff, *Sprache. Das Lebenselixier des Kindes – Moderne Forschung und die Tiefendimensionen des gesprochenen Wortes.* Freies Geistesleben, Stuttgart 2017, S. 276-280.
4 Ultramark 9, Fa. ATL. Schallkopf 5 MHz, 100% Leistung, Bildfrequenz 11 Hz, Colorverstärkung 74%, Farbcodierung im Empfindlichkeitsbereich von +/– 19 cm/sec Fliessgeschwindigkeit.
5 Um die hier erstmals – in kleiner Auswahl bereits 2001 (2) – veröffentlichten Befunde genauer zu verifizieren, ist eine Studie mit einer ausreichenden Anzahl von Probanden notwendig. Die Reproduzierbarkeit hängt dann auch von der Übung des Untersuchers ab, da sowohl der Winkel im Aufsetzen der Sonde wie auch der Druck, mit dem die Sonde ins Gewebe gedrückt wird, starke Veränderungen hervorrufen kann. Weiter wäre es notwendig, die Software der seither auf dem Markt befindlichen Geräte so zu modifizieren, dass die Befunde in vergleichbarer Art erscheinen wie mit dem 1999 verwendeten Gerät.
6 R. Steiner, *Gegenwärtiges Geistesleben und Erziehung,* Dornach 1986, GA 307, 11. Vortrag vom 15.8.1923, S. 199. Vgl. auch: *Geisteswissenschaftliche Gesichtspunkte zur Therapie,* Dornach 1963, GA 313, 5, Vortrag vom 15.4.1921.
7 R. Steiner, Marie Steiner von Sievers, *Sprachgestaltung und Dramatische Kunst.* Dornach 1981, GA 282, 5. Vortrag vom 9.9.1924, S. 135.
8 R. Steiner, *Heileurythmie.* Dornach 1981, GA 315, 4. Vortrag vom 15.4.1921.

9 L. B. Rowell, *Human Cardiovascular Control.* New York 1993, Oxford University Press, S. 32.

10 W. v. Möllendorf, W. Bagmann (Hrsg.), *Handbuch der mikroskopischen Anatomie des Menschen,* 4. Teil: Die Leber, Gallengangsystem, Gallenblase und Galle. Springer Verlag Berlin, u.a. 1969, S. 22, 23. Diesen Hinweis verdanke ich Jürgen Schürholz. Siehe auch: H. Elias, A. Sokol, «Dependance of lobular architecture of the liver on the portohepatic bloodpressure gradient». *Anat. Rec.* 115, 1953, p. 71-86. Sowie: H. Braus, *Anatomie des Menschen, Band 2.* 3. Auflage 1956, S. 315.

11 HM, S. 73 ff.

12 R. Steiner, *Vorträge und Kurse über christlich-religiöses Wirken.* Dornach 1993, GA 343 (1), 2. Vortrag vom 27.9.1921, S. 38.

13 (3), S. 330.

14 R. Steiner, *Anthroposophie, Psychosophie, Pneumatosophie.* Dornach 1965, GA 115, Vortrag vom 25.10.1909.

15 R. Steiner, *Das Rätsel des Menschen,* Dornach 1981, GA 170, Vortrag vom 5.8.1916.

16 R. Steiner, *Konferenzen mit den Lehrern der Freien Waldorfschulen in Stuttgart.* Dornach 1975, GA 300/3, Vortrag vom 21.6.1923.

17 R. Steiner, *Wahrspruchworte* Dornach 1998, GA 40, S. 337.

18 R. Steiner, *Die Erkenntnisaufgabe der Jugend,* GA 217, Dornach 1981, Vortrag vom 20.7.1924. Dieses Zitat entnehme ich dem Werk von André Bartonicek, *Die Zukunft entdecken. Grundlagen des Geschichtsunterrichts.* Stuttgart 2014, S. 216.

19 R. Steiner, *Eurythmie als sichtbare Sprache.* Dornach 1979, GA 279, Vortrag vom 24.6.1924.

20 J. Zinke, *Luftlauftformen sichtbar gemacht. Sprache als plastische Gestaltung der Luftträger,* Rainer Patzlaff, 2. Auflage 2003.

Der Sprachforscher Serge Maintier, mit dem mich seit Jahrzehnten gemeinsame Lehre und Forschung in der EKA verbindet, wiederholte Johanna Zinkes Experimente an der Universität Besancon mit Laser-Licht und Filmaufnahmen mit einer Hochgeschwindigkeitskamera. Seine Forschung, durch die er summa cum laude promoviert wurde, fand international starke Beachtung bei Luftakustikern und Strömungsforschern. (Serge Maintier, *Sprache – die unsichtbare Schöpfung in der Luft. Forschung zur Aerodynamik der Sprachlaute.* Verlag Dr. Kovac. Mit DVD, Hamburg 2014. Englische Ausgabe: *Speech – invisible creation in air. Vortices and the Enigma of Speech Sounds.* Text supplemented by online video. Steiner-Books, Great Barrington, MA 2016). Über Johanna Zinke hinausgehend, zeigt Maintier in den Video-Aufnahmen, die seinem Buch als DVD beigegeben sind, erstmals den Vorgang der Lautbildung *synchronisiert akustisch und visuell,* und er erweiterte die Untersuchung vom Laut zur Silbe. Rainer Patzlaff bezieht diese in seine eigenen Forschungen an der Sprachentwicklung des heranwachsenden Kindes ein. R. Patzlaff, *Sprache – Das Lebenselixier des Kindes. Moderne Forschung und die Tiefendimensionen des gesprochenen Wortes,* Stuttgart 2017, S. 237-283.

21 R. Steiner, *Die Weltgeschichte in anthroposophischer Beleuchtung,* GA 233. Vortrag vom 27.12.1923.

22 R. Steiner, Über das Wesen der Gebärde. Vortrag vom 15.7.1923 in: *Eurythmie. Die Offenbarung der sprechenden Seele.* Dornach 1972, GA 277, S. 378. Vgl. hierzu MB S. 230-236.

23 R. Steiner, *Geistige Hierarchien und ihre Widerspiegelung in der physischen Welt,* Dornach 1960. Vortrag vom 18.4.1909, GA 110.

24 A. Bäschlin, *Die Eurythmiefiguren Rudolf Steiners malerisch ausgeführt von A. Bäschlin.* Dornach 1987 Ergänzung zu K 26a der Gesamtausgabe der Werke Rudolf Steiners.

25 Die Aufnahmen Abb. 105–108 zeigen Wiederholungen des jeweiligen Lautes, gesprochen von ein und demselben Sprecher (Serge Maintier), um die intraindividuelle Reproduzierbarkeit zu demonstrieren.

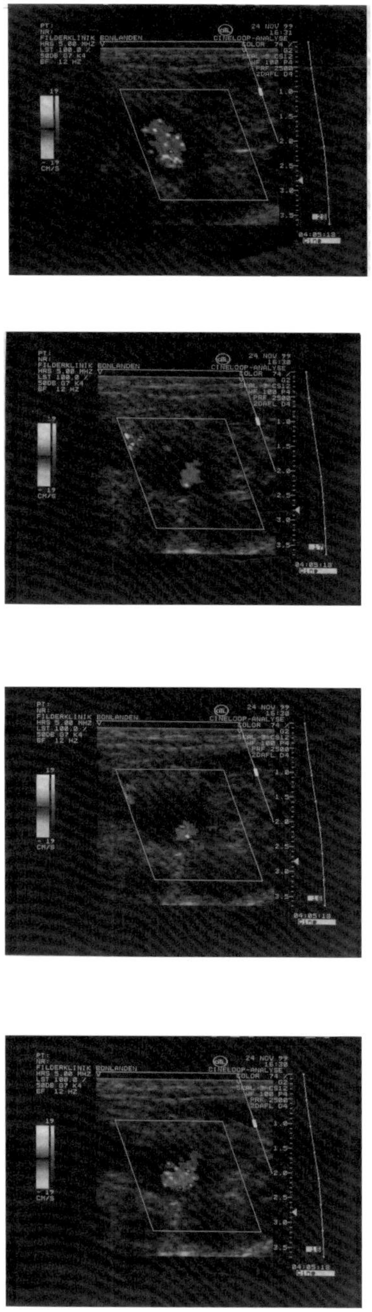

a b c d

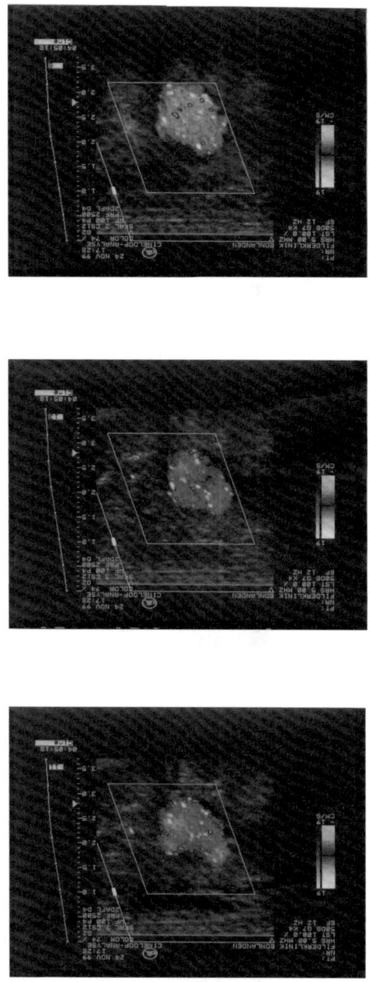

e f g

Abb. 105 a–d: Blutlautformen E;
Abb. 106 e–g: Blutlautformen U.

a

b

c

d

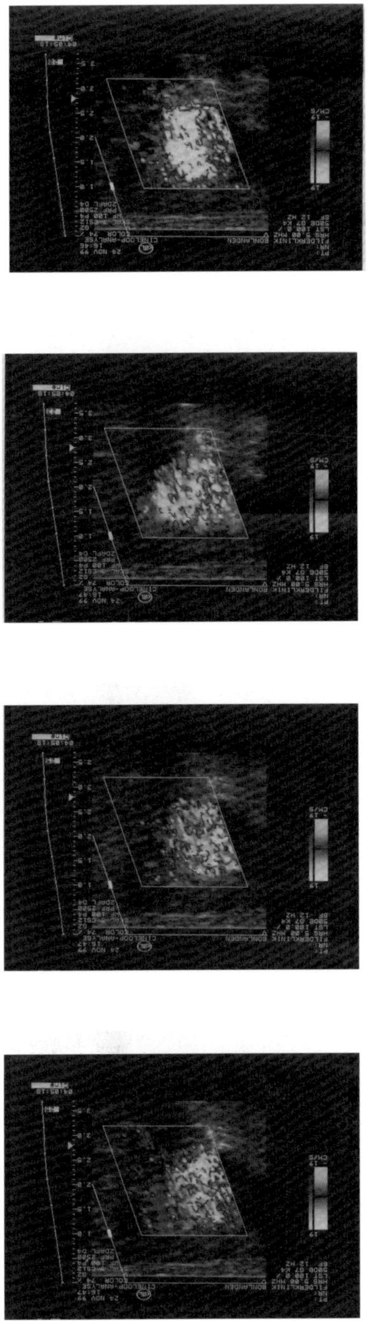

e

f

g

h

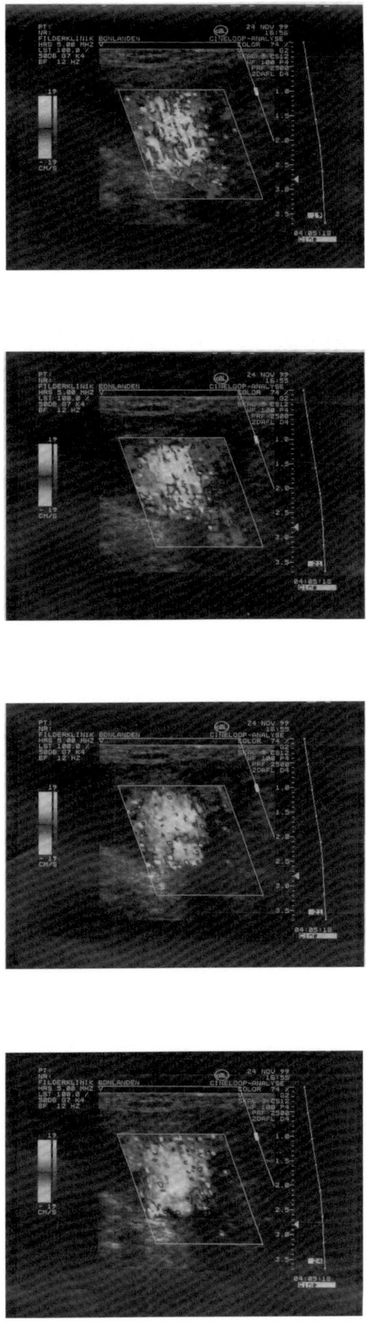

Abb.107 a–d: Blutlautformen H;
Abb. 108 e–h: Blutlautformen K.

## Kapitel 7

1 J. W. Goethe, *Sprüche in Prosa*. Hrsg. und mit Einleitungen und Anmerkungen von R. Steiner, Stuttgart 1967, Nr. 810, S. 162.
2 Rudolf Steiner, *Menschenwerden, Weltenseele und Weltengeist,* Dornach 1967, GA 205, Vortrag vom 1.7.1921.
3 H. G. Häussler, *Das Formgeheimnis Michelangelos. Die Figuren der Medici-Kapelle.* Stuttgart 1998. Mit freundlicher Genehmigung des Verfassers und des Verlags.
4 Ders., S. 107 ff.
5 R. Steiner, *Eurythmie als sichtbarer Gesang.* Dornach 1075 GA 278, Notizbuch-Eintragung zum 1. Vortrag vom 19.2.1924.
6 Diesen Hinweis sowie eine Einführung in die Werkgeschichte der Medici-Kapelle verdanke ich meinem Bruder Frimut Husemann.
7 R. Steiner, *Ägyptische Mythen und Mysterien.* Dornach 1960, GA 106, Vortrag vom 7.9.1908.
8 A. Jeremias, *Die außerbiblische Erlösungserwartung. Ereignisse aller Jahrtausende in ihrer Einheitlichkeit dargestellt.* Berlin 1927, S. 97, 98.
9 R. Steiner, *Die geistige Führung des Menschen und der Menschheit.* Dornach 1974, GA 15, S. 29 ff.
10 Ders., *Das Goetheanum in seinen zehn Jahren,* Dornach 1961, Sonderdruck aus GA 36, Aufsatz Nr. 5.
11 Mit solchen Deutungen aus der Menschenkunde soll nicht behauptet werden, dass die Zusammenhänge dem Künstler bewusst gewesen wären.

## Kapitel 8

1 Dieses Kapitel ist eine korrigierte und erweiterte Bearbeitung des Aufsatzes «Die Raumordnung des strömenden Blutes». In: *Merkurstab* 2004, S. 106-111.
2 Carl Gegenbaur, *Vergleichende Anatomie der Wirbeltiere.* Leipzig 1898, Band 1, S. 533.
3 D. Stark, *Vergleichende Anatomie der Wirbeltiere.* Berlin 1979, Springer Verlag, Band 2, S. 607.
4 Siehe (3), S. 678.
5 Siuehe (2), S. 536.
6 Aus: Nickel, Schummer, Seiferle, *Lehrbuch der Anatomie der Haustiere.* Berlin 1982, Band 2, S. 20 und S. 294-303.
7 Siehe (3), Band 3, S. 932.
8 Adolf Portmann, *Einführung in die vergleichende Morphologie der Wirbeltiere,* Schwabe Verlag, 5. Auflage, Basel/Stuttgart 1976, S. 130.
9 G. Grohmann, *Die Pflanze. Ein Weg zum Verständnis ihres Wesens.* Freies Geistesleben, 5. Auflage, Berlin 2013.
10 Buffon, *Allgemeine Historie der Natur* II/2, 1754, S. 3-78. Zit. Nach Wolfgang Pross. «Die Idee der Evolution im 18. Jahrhundert und die Stellung des Menschen in der Natur bei Goethe und Herder». In: Peter Heusser (Hrsg.), *Goethes Beitrag zur Erneuerung der Naturwissenschaft,* Verlag Paul Haupt, Bern, Stuttgart, Wien 2000, S. 302.
11 Für einige hochspezialisierte Tiere scheint diese «Regel», wenn sie eine ist, in ihr Gegenteil verkehrt: So finden wir beim Maulwurf den Oberarm bis zur Unkenntlichkeit verformt, wohingegen die Hand einen relativ einfachen fünfstrahligen Bau zeigt. Ähnliches liegt, weniger extrem, beim Ameisenigel vor.
12 Rudolf Steiner, *Geisteswissenschaft und Medizin,* Dornach 1999, GA 312, Vortrag vom 22.3.1920.
13 Icardo, J. M., 1996 «Developmental biology of the vertebrate heart». *J Exp Zool* 275: 144-161. Zit. n. Sedmera D., «Developmental Patterning of the Myocardium». *The Anatomical Record* 258: 319-337 (2000).

14 R. Steiner, siehe (12). Vortrag vom 28.3.1920.
15 Aristoteles, *Über die Zeugung der Geschöpfe* II, 40a. Zit. nach Peter Selg, *Mysterium cordis*, Dornach, 2. Aufl. 2006, S. 46, 47. Siehe auch Kapitel 4.
16 R. Steiner, *Grundlinien einer Erkenntnistheorie der Goetheschen Weltanschauung*, Dornach, GA 2, 8. Aufl. 2003, S. 103.
17 Siehe (16), S. 105.
18 Siehe (16), S. 106.
19 Siehe (16), S. 67.
20 J. W. Goethe, *Naturwissenschaftliche Schriften*. Hrsg. von Rudolf Steiner, Dornach 1982, Band III, S. 282.
21 Parabase, 1820.
22 R. Steiner, *Wie erlangt man Erkenntnisse höherer Welten?*, Dornach, 24. Aufl. 1993, GA 10, S. 20.
23 R. Steiner, *Theosophie. Einführung in übersinnliche Welterkenntnis und Menschenbestimmung*, Dornach 1973, GA 9, S. 126.
24 Siehe (20), Band I, S. LX.
25 Siehe (23), S. 136.
26 R. Steiner, *Anthroposophische Leitsätze. Der Erkenntnisweg der Anthroposophie,* Dornach 1972, GA 26, S. 62.

## Bildnachweis

Gustav Fischer Verlag, Stuttgart: V. Storch, U. Welsch, *Systematische Zoologie,* 5. Auflage 1997 (S. 103, Abb. 66; S. 104, Abb. 67; S. 459, Abb. 283; S. 477, Abb. 291; S. 479, Abb. 292). – Springer Verlag, Berlin: Heldmaier, Neuweiler, *Vergleichende Tierphysiologie* (2004), Band 2 (S. 275, Abb. 6.5a); Schmitt, Thews, *Physiologische Menschen*, 29. Auflage 2005 (S. 606, Abb. 28.4 A); *Vergleichende Anatomie der Wirbeltiere* (1979), Band 2 (S. 607, Abb. 462; S. 678 Abb. 515); Band 3 (S. 932, Abb. 599). – Rudolf Steiner Verlag, Dornach: R. Steiner, *Bilder okkulter Siegel und Säulen*, 1997, GA 284/85 (5. apokalypt. Siegel). – Oxford University Press, Oxford: Loring Rowell, *Human Cardiovascular Control*, 1993 (S. 5, Fig 1-1; S. 23, Fig. 1-9; S. 32, Fig. 1-15; S. 41, Fig. 2-1; S. 229, Fig. 6-13). – Thieme Verlag, Stuttgart: J. Langman, *Medizinische Embryologie*, 3. Auflage 1974 (S. 58, Abb. 5-8; S. 38, Abb. 3-3); W. Bargmann, W. Doerr, *Das Herz des Menschen*, Stuttgart 1963, Band 1 ( S. 37, Abb. 7; S. 41, Abb. 9); Rauber/Kopsch, *Anatomie des Menschen*, Hrsg. V. H. Leonhardt (1987), Band II (S. 5 Abb. 1.1); Klinke/Silbernagel, *Lehrbuch der Physiologie*, 1994 (S. 155, Abb. 8.24; S. 169, Abb. 98.40); Kriessmann/ Bolligner, *Ultraschall Doppler-Diagnostik in der Angelologie*, 1978 (S. 143, Abb. 1). – Verlag Paul Parey, Berlin: R. Nickel / A. Schummer / E. Seiferle, *Lehrbuch der Anatomie der Haustiere*, 1982, Bd. 2 (S. 20, Abb. 18-24; S. 294, Abb. 418 u. 420; S. 298, Abb. 427; S. 303, Abb. 438); Bd. 3 (S. 46, Abb. 28; S. 51, Abb. 32; S. 59, Abb. 38; S. 63, Abb. 41; S. 71, Abb. 48). – Peoples Medical Publishing House, Shelton, Connecticut: Ares Pasipoularides, *Heart's Vortex: Intracardiac Blood Flow Phenomena*, 2009 (S. 777, Fig. 14.18; S. 770, Fig. 14.15).

Es ist nicht in allen Fällen möglich, die Rechtsinhaber zu ermitteln. Berechtigte Ansprüche werden selbstverständlich im Rahmen der üblichen Vereinbarungen abgegolten.

# Glossar

| | |
|---|---|
| **Aktinfilamente** | Kontraktile Eiweiße im Inneren von Zellen, die auch in der Muskulatur vorkommen |
| **Angiogenese** | Bildung der Blutgefäße |
| **Aorta** | Die Hauptschlagader |
| **apical region** | Region der Herz-spitze |
| **Chorada drosalis** | Erste embryonale Anlage der Wirbelsäule, wovon die Bandscheiben erhalten bleiben |
| **Cochlea** | Innenohr-Schnecke |
| **dB** | Dezibel, Maßeinheit des Schalldrucks (Lautstärke) |
| **Diaphgragma** | Zwerchfell |
| **Diastole** | Ausweitungsphase der Herzbewegung |
| **Dorsal** | vom Rücken (von hinten) aus gesehen |
| **Echinokokkus** | Hundebandwurm. Auf dessen Eier reagiert die Leber mit der Bildung einer Fremdkörperhülle, der E.-Zyste. |
| **Ektoderm** | Äußeres Keimblatt in der Embryonalentwicklung. Daraus entstehen Haut, Sinne, Nervensystem u. a. |
| **Endokard** | Herzinnenhaut |

| | |
|---|---|
| **Endoplasmatisches Retikulum** | Organell in der Zelle in dem Protein synthetisiert wird |
| **Endothel** | Die Innenhaut («Intima») der Blutgefäße besteht aus Endothel(-Zellen) |
| **Erythrozythen** | Rote Blutkörperchen |
| **extravasal** | außerhalb der Blutgefäße |
| **Fenestration** | «Fensterung» |
| **Frank-Starling Gesetz** | Die Abhängigkeit des es Herzzeitvolumen von der diastolischen Füllung |
| **Fusion** | Verschmelzung |
| **Gewebewasser** | Die Flüssigkeit in den Zellen der Gewebe («intrazellulär») sowie außerhalb der Gewebe («extrazellulär») |
| **Granulozyten** | Weiße Blutzellen (Leukozyten), die in akuten Entzündungen aktiv sind |
| **Haarzellen** | Die Sinneszellen des Innenohres |
| **Hämangioblasten** | Embryonale Vorläuferzellen, aus denen sowohl die Gefäße wie die Blutzellen hervorgehen |
| **Hämoglobin** | Blutfarbstoff |
| **Hämolymphe** | Die extrazelluläre Flüssigkeit von Wirbellosen, die die Funktionen von Blut und Lymphe in sich vereinigt |
| **Herzfrequenz** | Zahl der Herzschläge pro Minute |
| **Herzzeitvolumen** | Die Menge an Volumen die das Herz pro Zeiteinheit verlässt (z. B. Liter pro Minute l/min.) engl. «cardiac output» |

| | |
|---|---|
| **Hg** | Hydrargyrum (griech. «Wassersilber») chemisches Symbol für Quecksilber |
| **Hypertonie** | Arterieller Bluthochdruck |
| **Hz** | Hertz, Maßeinheit für die Tonhöhe: Schwingungen pro Sekunde |
| **in vitro** | «im Glas»(-gefäß), d.h. außerhalb des lebenden Organismus unter experimentellen Bedingungen |
| **in vivo** | im lebenden Organismus |
| **inflow orifice** | Einstrom-Öffnung |
| **interstitiell** | im Zwischenraum zwischen den Zellwänden der Gewebe und den Kapillaren befindlich |
| **Kammmerflimmern** | Die Herzkammer zittert in einer Frequenz von 350–500/Min und ist in diesem Zustand unfähig zur systolischen Kontraktion (=Herzstillstand) |
| **Kaphalopoden** | Kopffüßler, z. B. Tintenfische und Kraken |
| **Kapillaren** | Haargefäße in der Peripherie des Kreislaufs, die für die Wasserlösenden Substanzen durchlässig sind |
| **Kontraktion** | Zusammenziehung eines muskulären Hohlorgans (Herz, Darm, Pupille usw.) |
| **Kornoargefäße** | Die Herzkranzgefäße, die aus der Aorten-Wurzel als abzweigen und den Herzmuskel von außen nach innen durchbluten |
| **Lakunen** | Blutseen in der Plazenta, in die die Plazentazotten eintauchen im Austausch mit den mütterlichem Blut |

| | |
|---|---|
| **Lymphozyten** | Weiße Blutkörperchen, die in der Immunabwehr tätig sind |
| **mean circulatory filling pressure** | Mittlerer Füllungsdruck des Venösen Systems. Er ist die Resultante der Stoffwechsel- und Atmungsaktivität der Gewebe und anderer Faktoren |
| **Media** | Die Mittlere Muskuläre Schicht der Gefäßwand zwischen Intima und Außenhaut |
| **Mesoderm** | Das mittlere Keimblatt zwischen Ektoderm und Entoderm, woraus Blut, Blutgefäße und Herz entstehen |
| **Metamerie** | Gliederung des embryonalen Körpers in Abschnitte |
| **Mitochondrien** | Organell in der Zelle, in dem Nährstoffe oxydiert («verbrannt») werden zur Energiegewinnung |
| **Mitose** | Zellteilung |
| **Mitralklappe** | Die Herzklappe mit zwei Segeln zwischen linkem Vorhof und Kammer |
| **MRT** | Magnet-Resonanz-Tomographie |
| **Myokard** | Herzmuskulatur |
| **Ontogenese** | Entwicklung des einzelnen Organismus von der Befruchtung an |
| **parazellulär** | zwischen/neben den Zellen |
| **Perfusion** | Durchblutung |
| **Perilymphe** | Die Flüssigkeit, in der die Cochlea schwimmend verankert ist |

| | |
|---|---|
| **Pfortader** | Die von Darm zur Leber führende Vene |
| **Phylogenese** | Stammesentwicklung |
| **Phylogenese** | Stammesentwicklung der Tiere |
| **Plasma** | Im Blut der Eiweißgehalt mit Fibrin |
| **Proliferation** | Gewebe-Neubildung, -Wachstum |
| **Pulmonalklappe** | Die Herzklappe zwischen dem rechtem Vorhof und der Lungenarterie |
| **Reizleitungssystem** | Es besteht aus Sinusknoten, Atrio-ventikular-Knoten und His-Bündel |
| **Schädeltiere** | lat. Craniota, andere Bezeichnung für Wirbeltiere. |
| **Scherkräfte** | Kräfte, die tangential auf die Gefäßwand wirken (Schere) |
| **Sepsis** | sog. Blutvergiftung, komplexe systemische Entzündungsreaktionen des ganzen Organismus |
| **Shear-Stress** | Die Wirkung von Seherkräften auf die Intima der Blutgefäße infolge der Blutbewegung |
| **Stammzellen** | Undifferenzierte, teilungsfähige Zellen im Embryo und regenerierenden Geweben beim Erwachsenen |
| **transmural** | Kräfte, die senkrecht auf die Gefäßwand wirken |
| **Trinespidalklappe** | Die Herzklappe mit drei Segeln zwischen rechtem Vorhof und Kammer |
| **Trophoblast** | das embryonale Nährgewebe der 2. Woche, aus der sich die Plazenta entwickelt |

| | |
|---|---|
| **Ultrafiltrat** | In der Niere der das Glomerulum verlassende Primärharn |
| **Vena femoralis** | Die Vene, die vom Oberschenkel in die V.iliaca des Beckens führt |
| **Ventral** | vom Bauch (von vorn) aus gesehen |
| **Vesikel** | Bläschen |
| **Vorlast** | Das zirkulierende Gesamtvolumen, das ins rechte Herz strömt. Der mittlere Füllungsdruck (mean cirulatory filling pressure) stellt für das Herz eine «Last» dar, die bei Herzinsuffizienz zum Rückstau mit Ödemen führt |
| **Vortex** | Wirbel |
| **Zytsoskelett** | Die innere Ordnung der Zelle durch strukturierende Filamente und kontraktile Proteine |